消化器科

ナースポケットブックmini

| 監修 |

真船健一

大船中央病院特別顧問

JN021417

Gakken

＜監修者略歴＞

真船　健一　大船中央病院特別顧問，医学博士

1979年　東京大学医学部卒業
1986年　東京大学医学部外科外科学第二講座 文部教官助手
1988年　ハーバード大学医学部外科 研究員
1990年　エール大学医学部 外科・一般外科（外科腫瘍学）講師・
　　　　外科腫瘍学研究室長
1991年　埼玉県立がんセンター腹部外科医長
1998年　東京大学大学院医学系研究科肝胆膵外科学分野 講師
2000年　東京大学大学院医学系研究科消化管外科学分野 助教授
2005年　国際医療福祉大学 教授，同三田病院 外科部長・消化
　　　　器センター長
2007年　国際医療福祉大学三田病院 副院長併任
2010年　三井記念病院消化器外科 部長
2015年　大船中央病院 副院長・消化器外科部長
現在　　大船中央病院特別顧問

は じ め に

　消化器疾患は，食道，胃，十二指腸，小腸，大腸の消化管から肝臓，胆道，膵臓疾患全般と広範囲にわたります．消化器科で働く看護師は，実に多様な患者のケアに従事するため，疾患や治療についての知識，そしてケアの手順など，日々，研鑽に励んでいることかと思います．しかしながら，多忙な臨床現場では学んだ知識がとっさに出てこないという場面もあるのではないでしょうか．

　本書では，ポケットに携帯して現場ですぐに確認できるように，消化器のケアに必須の知識を厳選して解説しました．消化器に関連した診療法フィジカルイグザムに始まり，臨床でよく遭遇する消化器症候，検査や処置，内視鏡手術，術後のケアのポイント，疾患の概要まで，図表を中心に，ひとめでわかるように展開しています．また，近年，進化が目覚ましいがん薬物療法のパートでは，主要なレジメンや副作用についてコンパクトにまとめました．

　本書が，消化器科に限らず，併存疾患として消化器疾患にかかわる多くの看護師の皆さんにとって，日々の看護に役立つ1冊となることを願ってやみません．

　本書は看護師の皆さんに限らず，研修医をはじめとする医師の皆さんの使用にも耐えられる内容となっていることを申し添えます．

2023年12月吉日
真船健一

CONTENTS

vii

カバー・本文デザイン：星子卓也
本文イラスト：青木隆デザイン事務所，日本グラフィッ

ケアに役立つ
解剖

1 消化器（全体像）

■腹腔内主要臓器の位置

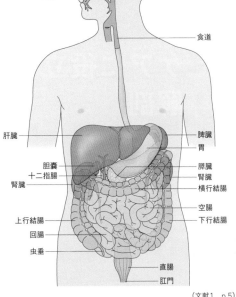

口腔

食道

肝臓

脾臓

胃

胆嚢
十二指腸

膵臓

腎臓

腎臓

横行結腸

上行結腸

空腸

回腸

下行結腸

虫垂

直腸

肛門

（文献1，p.5）

- 消化器は，外界から摂取した食物を消化して栄養を吸収する消化管と，消化を助ける消化液を分泌あるいは貯蔵する肝臓，胆嚢，膵臓から構成される
- 消化管は，口から始まり，口腔，食道，胃，小腸（十二指腸，空腸，回腸），大腸（盲腸，上行結腸，横行結腸，下行結腸，S状結腸，直腸），肛門で終わる

■腹膜の構造と腹部臓器（断面図）

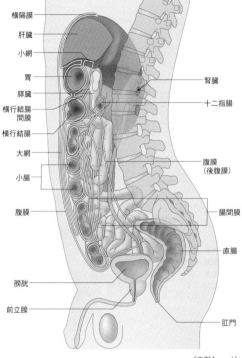

横隔膜
肝臓
小網
胃
膵臓
横行結腸間膜
横行結腸
大網
小腸
腹膜
膀胱
前立腺

腎臓
十二指腸
腹膜（後腹膜）
腸間膜
直腸
肛門

（文献1，p.6）

2 食道

■食道の構造

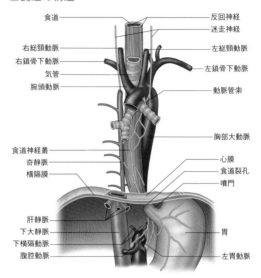

食道 — 反回神経
— 迷走神経

右総頸動脈 — 左総頸動脈

右鎖骨下動脈 — 左鎖骨下動脈

気管

腕頭動脈 — 動脈管索

— 胸部大動脈

食道神経叢

奇静脈 — 心膜

横隔膜 — 食道裂孔
— 噴門

肝静脈

下大静脈 — 胃

下横隔動脈

腹腔動脈 — 左胃動脈

（文献2, p.32）

Memo

■食道の区分

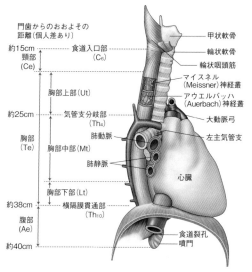

門歯からのおおよその
距離(個人差あり)

約15cm
頸部
(Ce)

食道入口部
(C₆)

甲状軟骨

輪状軟骨

輪状咽頭筋

マイスネル
(Meissner)神経叢

アウエルバッハ
(Auerbach)神経叢

胸部上部(Ut)

約25cm
胸部
(Te)

気管支分岐部(Th₄)

大動脈弓

肺動脈

左主気管支

肺静脈

胸部中部(Mt)

心臓

胸部下部(Lt)

約38cm
腹部
(Ae)

横隔膜貫通部
(Th₁₀)

食道裂孔

噴門

約40cm

頸部食道 (Ce)	食道入口部から胸骨上縁まで
胸部食道 (Te)	胸骨上縁から横隔膜の食道裂孔まで
胸部上部食道 (Ut)	胸骨上縁から気管分岐部下縁まで
胸部中部食道 (Mt)	気管分岐部下縁より食道・胃接合部までを2等分した上半分
胸部下部食道 (Lt)	気管分岐部下縁より食道・胃接合部までを2等分した下半分のうちの胸部の部分
腹部食道 (Ae)	横隔膜より下の腹腔内の食道

(文献2, p.32)

■食道の生理的狭窄部位

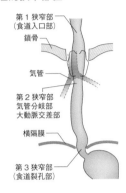

第1狭窄部
（食道入口部）

鎖骨

気管

第2狭窄部
気管分岐部
大動脈交差部

横隔膜

第3狭窄部
（食道裂孔部）

（文献2, p.33）

■食道の血流

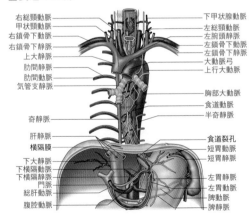

右総頸動脈
甲状頸動脈
右鎖骨下動脈
右鎖骨下静脈
上大静脈
肋間静脈
肋間動脈
気管支静脈

奇静脈

肝静脈
横隔膜
下大静脈
下横隔動脈
下横隔静脈
門脈
総肝動脈
腹腔動脈

下甲状腺動脈
左総頸動脈
左総頸静脈
左鎖骨下動脈
左鎖骨下静脈
大動脈弓
上行大動脈

胸部大動脈
食道動脈
半奇静脈

食道裂孔
短胃動脈
短胃静脈
左胃静脈
左胃動脈
脾動脈
脾静脈

● 動脈を赤字，静脈を青字で示す

（文献2, p.35）

■食道の神経

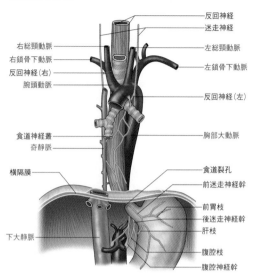

右総頸動脈
右鎖骨下動脈
反回神経（右）
腕頭動脈

反回神経
迷走神経
左総頸動脈
左鎖骨下動脈

反回神経（左）

食道神経叢
奇静脈

胸部大動脈

横隔膜

下大静脈

食道裂孔
前迷走神経幹
前胃枝
後迷走神経幹
肝枝
腹腔枝
腹腔神経幹

● 動脈を赤字，静脈を青字，神経系を紫字で示す

（文献2，p.36）

Memo

ケアに役立つ解剖

③ 胃・十二指腸

■胃の全体像

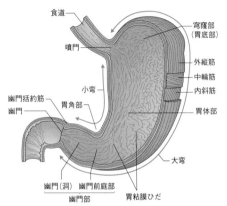

（文献2，p.70）

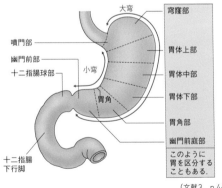

このように胃を区分することもある．

（文献3，p.46）

■十二指腸の全体像

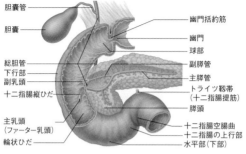

胆嚢管
胆嚢
総胆管
下行部
副乳頭
十二指腸縦ひだ
主乳頭
（ファーター乳頭）
輪状ひだ

幽門括約筋
幽門
球部
副膵管
主膵管
トライツ靱帯
（十二指腸提筋）
膵頭
十二指腸空腸曲
十二指腸の上行部
水平部（下部）

（文献2, p.73）

■胃の血管

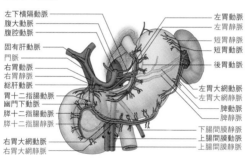

左下横隔動脈
腹大動脈
腹腔動脈
固有肝動脈
門脈
右胃動脈
右胃静脈
総肝動脈
胃十二指腸動脈
幽門下動脈
膵十二指腸動脈
膵十二指腸静脈
右胃大網動脈
右胃大網静脈

左胃動脈
左胃静脈
短胃静脈
短胃動脈
後胃動脈
左胃大網動脈
左胃大網静脈
脾動脈
脾静脈
下腸間膜静脈
上腸間膜動脈
上腸間膜静脈

- 動脈を赤色，静脈を青色で示す
- 幽門下動脈：右胃大網動脈の第Ⅰ枝として分枝する場合と，右胃大網動脈と別に胃十二指腸動脈から直接分枝する場合が多い．幽門保存胃切除術（PPG）の際に温存することが多い
- 後胃動脈：脾動脈から分枝し，胃穹隆部の後壁に分布する．この分枝を境界として脾動脈の近位側に沿うリンパ節がNo.11p，これより遠位側に沿うリンパ節がNo.11dとなる

（文献2, p.72を改変）

4 腸

■大腸の構造

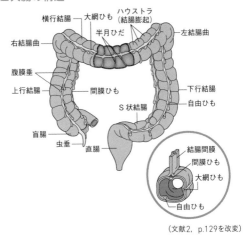

横行結腸　大網ひも　ハウストラ（結腸膨起）
右結腸曲　半月ひだ　左結腸曲
腹膜垂
上行結腸　間膜ひも　下行結腸
自由ひも
S状結腸
盲腸　虫垂　直腸

結腸間膜
間膜ひも
大網ひも
自由ひも

（文献2，p.129を改変）

■小腸の構造

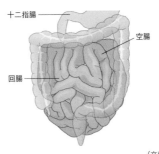

十二指腸
空腸
回腸

（文献4，p.100）

■大腸の血管

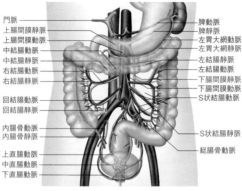

門脈
上腸間膜静脈
上腸間膜動脈
中結腸動脈
中結腸静脈
右結腸動脈
右結腸静脈
回結腸動脈
回結腸静脈
内腸骨動脈
内腸骨静脈
上直腸動脈
中直腸動脈
下直腸動脈

脾動脈
脾静脈
左胃大網動脈
左胃大網静脈
左結腸静脈
左結腸動脈
下腸間膜静脈
下腸間膜動脈
S状結腸動脈

S状結腸静脈
総腸骨動脈

● 動脈を赤字，静脈を青字で示す

（文献2，p.131）

Memo

■直腸の構造

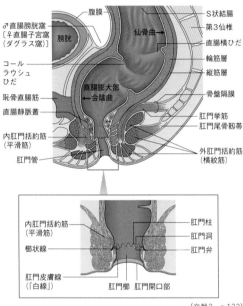

- 腹膜
- S状結腸
- ♂直腸膀胱窩〔♀直腸子宮窩（ダグラス窩）〕
- 膀胱
- 仙骨曲→
- 第3仙椎
- 直腸横ひだ
- 輪筋層
- 縦筋層
- コールラウシュひだ
- 直腸膨大部
- ←会陰曲
- 骨盤隔膜
- 恥骨直腸筋
- 直腸静脈叢
- 肛門挙筋
- 肛門尾骨靱帯
- 内肛門括約筋（平滑筋）
- 外肛門括約筋（横紋筋）
- 肛門管

- 内肛門括約筋（平滑筋）
- 肛門柱
- 肛門洞
- 肛門弁
- 櫛状線
- 肛門皮膚線（「白線」）
- 肛門櫛　肛門開口部

（文献2，p.133）

Memo

ケアに役立つ解剖

5 肝臓

■肝臓の構造

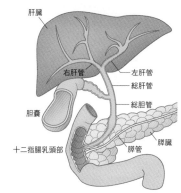

肝臓

右肝管

左肝管

総肝管

総胆管

胆嚢

膵管

膵臓

十二指腸乳頭部

（文献3, p.425）

■肝臓の区域（クイノー分類）

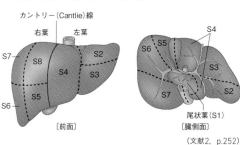

カントリー（Cantlie）線

右葉　左葉

S7

S8

S4

S2

S3

S5

S6

〔前面〕

S4

S6

S5

S3

S7

S2

尾状葉（S1）

〔臓側面〕

（文献2, p.252）

13

■肝静脈・動脈の走行

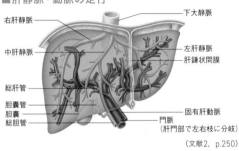

右肝静脈

下大静脈

中肝静脈

左肝静脈

肝鎌状間膜

総肝管

胆嚢管

胆嚢

総胆管

固有肝動脈

門脈
（肝門部で左右枝に分岐）

（文献2, p.250）

■肝小葉の構造

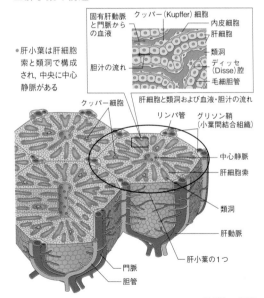

- 肝小葉は肝細胞索と類洞で構成され, 中央に中心静脈がある

固有肝動脈と門脈からの血液

クッパー（Kupffer）細胞

内皮細胞

肝細胞

胆汁の流れ

類洞

ディッセ（Disse）腔

毛細胆管

肝細胞と類洞および血液・胆汁の流れ

クッパー細胞

リンパ管

グリソン鞘（小葉間結合組織）

中心静脈

肝細胞索

類洞

肝動脈

肝小葉の1つ

門脈

胆管

（文献2, p.252）

14

ケアに役立つ解剖

膵臓

■膵臓の構造

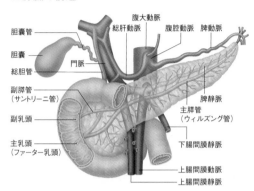

胆囊管
胆囊
総胆管
門脈
副膵管
(サントリーニ管)
副乳頭
主乳頭
(ファーター乳頭)

腹大動脈
総肝動脈
腹腔動脈
脾動脈

脾静脈
主膵管
(ウィルズング管)
下腸間膜静脈
上腸間膜動脈
上腸間膜静脈

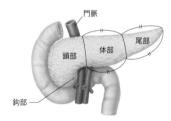

門脈
尾部
体部
頭部
鉤部

(文献2, p.317)

15

その他

■腹壁の区分法

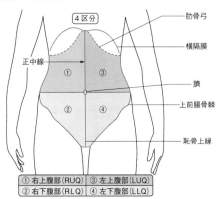

4区分

肋骨弓
横隔膜
正中線
臍
上前腸骨棘
恥骨上縁

| ① 右上腹部(RUQ) | ③ 左上腹部(LUQ) |
| ② 右下腹部(RLQ) | ④ 左下腹部(LLQ) |

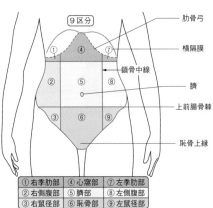

9区分

肋骨弓
横隔膜
鎖骨中線
臍
上前腸骨棘
恥骨上縁

① 右季肋部	④ 心窩部	⑦ 左季肋部
② 右側腹部	⑤ 臍部	⑧ 左側腹部
③ 右鼠径部	⑥ 恥骨部	⑨ 左鼠径部

(文献2, p.213)

消化器系の
フィジカル
イグザム

消化器系のフィジカルイグザム

1 問診

■腹部のフィジカルアセスメントの手順

問診 ➡ 視診 ➡ 聴診 ➡ 触診 ➡ 打診

※腹部では，腹壁と腸管への刺激が少ない順に行う．

■問診の手順

1 挨拶と自己紹介

・患者の眼を見て，「おはようございます」，「お待たせしました」などの挨拶を交わす

・フルネームで自己紹介をする

2 患者氏名の確認

・患者の氏名をフルネームで確認する

3 基本情報の聴取

1. 主訴

・「今日はどうなさいましたか」と主訴を聞く

・患者の基本情報はできるだけ患者自身の言葉で主体的に話してもらえるように，自由回答方式の質問（open-ended question）を行う

2. 現病歴

・以下のことについて確認する

  ＊発症から現在までの症状や徴候（時系列的かつ具体的に話してもらう）

  ＊他の医療機関の受診状況・受診に至る経緯や服薬状況

  ＊下痢や吐き気，痙攣などの随伴症状の有無

  ＊市販薬やサプリメントを含めた服薬歴

3. 既往歴

・以下のことについて確認する

　＊現病歴以外の疾患と対処行動

　＊現在治療中の病気や障害の有無

　＊服薬歴，輸血歴，アレルギーの有無

4. 患者背景，生活歴，家族歴

・以下のことについて確認する

　＊食欲の有無，激しい体重変化の有無

　＊睡眠の状況

　＊排泄状況

　＊飲酒，喫煙についての量や頻度，そのほかの嗜好

　＊職業や職場環境などの生活歴

　＊女性患者の場合，初潮と閉経の年齢，月経周期や妊娠・出産歴

　＊家族の人数，同じような症状や大きな病気で亡くなった家族の有無（死亡時の年齢）などの家族歴

■ 問診のポイント

患者さんの観察ポイント

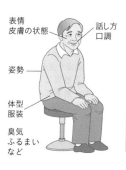

表情
皮膚の状態

話し方
口調

姿勢

体型
服装

臭気
ふるまい
など

```
┌─ 観察からわかること ─┐
│ ①意識状態            │
│ ②精神状態            │
│ ③栄養状態            │
│ ④衰弱の程度          │
│ ⑤身体機能の変化      │
│ ⑥日常生活動作の制限  │
│ ⑦コミュニケーションの状態 │
│ ⑧社会文化的背景      │
│ ⑨衛生状態            │
│   など               │
└──────────────────┘
```

（文献3をもとに作成）

問診での基本事項

①緊急事態かどうかの確認

緊急を要する症状や徴候がないかを確認する
- 激しい痛みなどの自覚症状
- 意識や呼吸状態
→なんらかの徴候がみられたら，バイタルサインを確認し，医師に報告，応急処置を開始する

②話し方など

- 適切な声の大きさとわかりやすい速さを心がける
- 専門用語は避け，できるだけ一般的な言葉遣いを心がける
- 患者のプライバシーに配慮する
※話したくないことがらや肌の露出などに注意する．ただし，診察に関連することは，その旨を説明し了解を得てから実施する

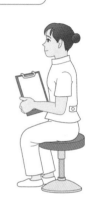

③傾聴，共感

- どのような場面においても患者の話を傾聴する
- 患者の心情を理解し，「それは大変ですね」などの言葉により共感していることを示し，患者に安心感を与える
- 適切な声がけや質問で患者の緊張をとくように心がける

④問診の環境

- 患者にとって適切な室温と観察しやすい明るさ，静寂な環境を整える
- 使用する器具は事前に点検し，患者に直接触れる器具は清潔と保温に努める

（文献3をもとに作成）

消化器系のフィジカルイグザム

2 視診

■視診の手順

①患者に仰臥位になってもらう

②腹部を観察することを伝え，羞恥心に十分配慮したうえ
　で，剣状突起から恥骨結節（鼠径部）までを露出する

③患者に，羞恥心が和らぐように，また腹部の緊張をとく
　ように声がけをし，患者の意識を腹部に集中させない
　ようにする

④検者は立位で，腹部全体の皮膚の状態，腹部の形状，
　左右差を診る

⑤腹壁の高さまで視線を落とし，目的の部位を横から多方
　向に観察し，局所の膨隆や陥没などの有無を確認する

⑥患者に首を持ち上げて腹筋に力を入れてもらい，腹壁，
　とくに臍部や鼠径部の観察をする

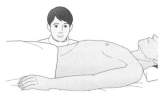

(文献1，p.59)

■腹部の膨隆（5つのF）

腹水 (fluid)
鼓腸 (flatus)
宿便 (feces)
肥満 (fat)
胎児 (fetus)

観察項目		推奨される原因
色調の変化	蒼白	末梢血管への血流の減少または血色素濃度低下
	チアノーゼ（青藍色）	赤血球の酸素飽和度の低下
	黄疸（黄緑色）	組織のビリルビン色素の増多→肝硬変，閉塞性黄疸
	発赤	局所の熱感（炎症），発疹
	青みがかった臍周囲の変色（カレン徴候）	腹腔内出血の可能性
局所の変色	色素沈着（茶・黒色）	皮下出血斑：打撲，皮下出血，血小板減少などの疑い
	血管腫（赤・紫色）	クモ状血管腫（顔面にみられることが多いが，妊娠，肝硬変などに随伴して発生することがある）
	皮膚線条	・肥満，妊娠，経産婦 ・内分泌疾患であるクッシング症候群により，腹壁に赤色皮膚線条が出現
静脈怒張（メデューサの頭）		腹壁皮下静脈に大量の血液が流入することによって生じ，肝硬変や下大動脈閉塞の疑いがもたれる

22

■輪郭と形状による観察と評価[3]

観察項目		推察される原因
腹部膨満	あり	・胸郭レベルまたは剣状突起と恥骨結合を結ぶ仮想線を基準に臍部の高さで判定する．一般的には仮想線より上方に臍があれば腹部膨満と考えられる ・腸管のガス貯留による鼓腸，腹水などによる腹腔中の体液貯留による腸閉塞の疑い 剣状突起　臍部　臍部の高さ　恥骨結合　仮想線
局所的膨隆	あり	・消化器系（胃腸肝胆膵）や生殖系（卵巣，子宮）の腫瘤 ・脂肪腫 ・鼠径ヘルニア，臍ヘルニア，手術瘢痕部のヘルニア 脂肪腫　手術瘢痕　臍部にみられる腹部臓器の突出（小児）
腹部の左右差	あり	脊椎弯曲の疑い（やせた患者では腹部大動脈の拍動や腸蠕動がみえることがある）
腹部大動脈の拍動	増大	大動脈解離の疑い
腸蠕動	亢進	腸閉塞の疑い
腹直筋	離開	妊娠・分娩後にみられることがある 　白線 腹部を緊張させることで，腹直筋離開や白線ヘルニア（白線上からの内部臓器の逸脱）の観察ができる

23

3 聴診

■聴診の流れ

準備：聴診器の聴診面や手をあたためておき，患者を仰臥位にする．

手順：腸蠕動音，血管性雑音，胃や腸に水分の貯留が疑われる場合は振水音を確認する．

■腸蠕動音の観察

手順：腹部のどこか1カ所に聴診器の膜面を使って，腸蠕動音を聴診する．

観察ポイント：腸蠕動音の発生の間隔，減弱，消失，亢進，音調

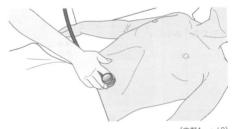

(文献1, p.60)

評価

正常：5〜15秒間にやわらかい音を1回聴取	
腸蠕動音亢進	下痢，イレウスなど
腸蠕動音消失 （5分間以上聴取できない）	麻痺性イレウス，腹膜炎など
金属音聴取	閉塞性イレウス

■血管性雑音の観察

手順：①臍と剣状突起の中間あたりの位置で腹大動脈を
　　　　聴診し，血管性雑音の有無を調べる．
　　　②臍の左右少し下あたりで，腎動脈を聴診し，血
　　　　管性雑音の有無を調べる．
　　　③鼠径部で，腸骨動脈を聴診し，血管性雑音の
　　　　有無を調べる．
観察ポイント：ビュイビュイ・フェイフェイといった血管雑
　　　　　　　音の有無

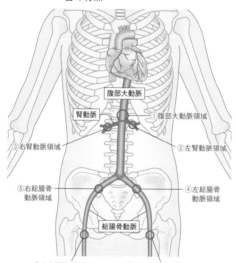

①腹部大動脈：臍と剣状突起を結んだ正中線か，やや左側
②③腎動脈：臍と剣状突起の中点付近で左右に分岐
④⑤総腸骨動脈：臍のあたりで分岐
⑥⑦大腿動脈：触診で部位を確認．浅い部位に存在する．強
　　　　　　　く押しつけると雑音を生じるので注意

（文献1，p.61）

評価：腹部大動脈の雑音→腹部大動脈瘤，腹部大動脈
　　　狭窄
　　　腎動脈の雑音→腎動脈狭窄
　　　大腿動脈の雑音→閉塞性動脈硬化症

■振水音の観察

手順：聴診器をあてながら，腹部全体を両手で強めに揺
　　　する

評価：振水音（水がはねるような音）あり→イレウス（腸
　　　管内にガス貯留），腸閉塞の疑い

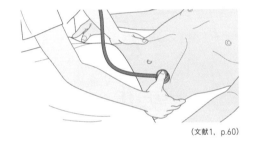

（文献1，p.60）

■腹膜摩擦音の観察

手順：深呼吸を促しながら，右肋弓下や左腋窩線上を
　　　聴診する

評価：腹膜摩擦音（革が擦れ合うような音）あり→肝臓や
　　　脾臓に腫瘍や膿瘍がある可能性

Memo

消化器系のフィジカルイグザム

4 触診

■ 腹部全体の触診

準備：仰臥位で行う．患者にはお腹の力を抜き，両膝を
　　　軽く曲げてもらう

浅い触診

観察ポイント：腹壁の緊張や硬直，筋性防御

手順：深呼吸させ，左下腹部，左上腹部，右上腹部，
　　　右下腹部と腹部全体を浅く，手が沈むくらいの圧
　　　迫のみ加える（1cm以上圧迫しない）

評価：圧痛・筋性防御がある→腹壁表面の異常，高度
　　　の腹腔内炎症，腸管の炎症など

※疼痛部位は最後に行う

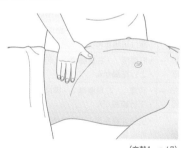

（文献1, p.67）

深い触診

観察ポイント：臓器の構造，大きさ，緊張度，圧痛の有
　　　　　　　無，深部の腫瘤の有無と性状

手順：両手を使い腹部全体を触診．利き手を下にして触
　　　診に集中させ，押し下げながら両手を引く

評価：腫瘤がある→位置，大きさ，形，可動性，表面
の性状，硬さ，圧痛の有無，拍動性や波動性の
有無を観察

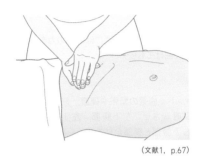

(文献1, p.67)

■腫瘤のある部位から疑われる疾患[3)]

部位	推察される原因
心窩部	・胃腫瘍　・肝腫瘍　・肥厚性幽門狭窄症 ・横行結腸がん
右季肋部〜 右側腹部	・肝腫瘍　・右腎腫瘍　・胆嚢がん ・上行結腸がん
左季肋部〜 左側腹部	・脾腫　・左腎腫瘍　・膵尾部がん ・下行結腸がん
右下腹部	・炎症性腸疾患　・盲腸がん ・卵巣腫瘍（嚢腫を含む） ・虫垂炎　・虫垂腫瘍
左下腹部	・S状結腸がん　・結腸憩室炎 ・卵巣腫瘍（嚢腫含む）
下腹部正中	・妊娠　・膀胱拡大　・子宮筋腫 ・子宮がん　・卵巣腫瘍

■限局性圧痛

手順：心窩部〜季肋部を指で圧迫
観察ポイント：限局した圧痛の有無
評価：心窩部の圧痛→胃潰瘍，十二指腸潰瘍
　　　季肋部痛→骨折

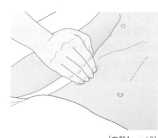

（文献1, p.68）

Memo

■急性虫垂炎の圧痛点

手順：①仰臥位で行う．マックバーニー点を指1本で押
　　　して，圧痛を感じるかを確認する
　　　②ランツ点を指1本で押して，圧痛を感じるかを
　　　確認する
　　　③キュンメル点を指1本で押して，圧痛を感じるか
　　　を確認する
　　　④右下腹部を手のひらまたは指先で押して，すば
　　　やく離すことで，反跳痛（ブルンベルグ徴候：
　　　Blumberg sign）の有無をみる

観察ポイント：圧痛の有無

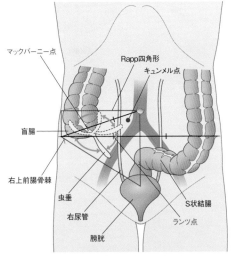

虫垂炎の圧痛点はRapp四角形と称される範囲内に認められる

●マックバーニー点：臍と右上前腸骨棘を結ぶ外側の1/3
●ランツ点：左右の上前腸骨棘を結ぶ右側の1/3

（文献1，p.72）

評価：マックバーニー点やランツ点を含むRapp四角形
　　　の範囲で圧痛点がある→虫垂炎の疑い
　　　ブルンベルグ徴候がある→腹膜刺激症状を示す徴
　　　候であり，腹膜炎が示唆される

※ブルンベルグ徴候が認められるか，疑わしい場合は他の腹膜
　刺激症状の有無も確認する

■腹膜刺激症状①

観察ポイント：虫垂炎に限らず，腹膜炎に伴う腹部症状
　　　　　　　の有無

徴候	メカニズム
筋性防御	・腹部を軽くすばやく押したときに，腹壁が硬く触れる
筋硬直	・さらに炎症が進行すると腹筋が緊張しつづけ，腹壁が板状に触れる（板状硬）

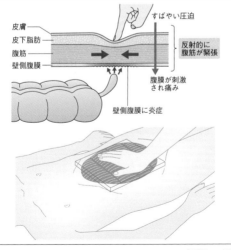

（文献1，p.69）

徴候	メカニズム
反跳痛 （マックバーニー点 周辺の場合： ブルンベルグ徴候, Blumberg sign）	・手の平で腹壁をゆっくり圧迫し，急にはなしたときに強い疼痛を感じる

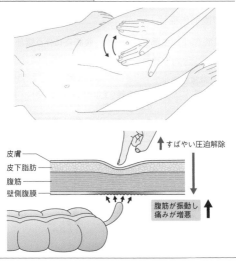

皮膚
皮下脂肪
腹筋
壁側腹膜

すばやい圧迫解除

腹筋が振動し
痛みが増悪

(文献1，p.70)

Memo

■腹膜刺激症状②

徴候	ロブシング徴候（Rovsing sign）	
メカニズム	 痛み ガスの回盲部への移動 左下腹部圧迫	・左下腹部を圧迫すると右下腹部痛が増強する

徴候	ローゼンシュタイン徴候（Rosenstein sign）	
メカニズム	 伸展 圧痛 虫垂間膜伸展	・腹部を押したときの圧痛が，仰臥位より左側臥位で強くなる

（文献1，p.71）

■腹膜刺激症状③

※以下は触診ではないが，腹膜刺激症状を確認する方法
　として有用である

踵下ろし衝撃試験（heel drop test）

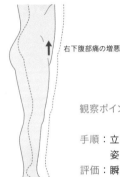

右下腹部痛の増悪

観察ポイント：腹膜刺激徴候（痛み）の
　　　　　　　有無

手順：立位で踵を上げてつま先立ちした
　　　姿勢から，踵をトンと下ろさせる

評価：瞬間的に腹部に鋭い痛み→腹膜
　　　炎の可能性

（文献1，p.73）

腸腰筋徴候（psoas sign）

観察ポイント：回盲部の痛みの有無

手順：左仰臥位で，右大腿から膝をゆっくり屈曲位から
　　　伸展位にする

評価：回盲部に痛み→炎症が腸腰筋や後腹膜に及んで
　　　いる可能性

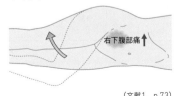

右下腹部痛

（文献1，p.73）

■肝臓の触診

手順：①仰臥位で行う．患者には，膝を軽く曲げてもらう

②患者の右側に立ち，患者の背部から肝臓の下を支えるように左手を置く

③腹式での深呼吸をしてもらい，大きく息を吸って吐き出したところで指を軽く押し込み，吸って腹部が膨らんでくるところで肝臓の下縁を触知する

観察ポイント：腫大・腫瘤の有無，硬さ

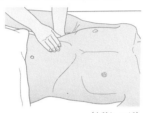

(文献1，p.68)

■肝臓の触診による観察項目と推察される原因[3]

	観察項目	推察される原因
肝臓下縁の触知	不能またはかろうじて可能	正常（通常触れないことが多い．痩せた患者の場合触れることがある）
	触知する	肝腫大，肝炎，脂肪肝などの疑い
肝辺縁の性状	比較的やわらかい扁平で辺縁が鋭い	正常（通常は触れないが，痩せた患者の場合触れることがある）
	表面に凹凸がある，硬い，弾力性がない，辺縁が鈍になる	肝硬変や腫瘤などの疑い
圧痛	なし	正常
	腰背部痛	肝硬変，肝がんなどの疑い
	右季肋部痛	肝腫瘍［非特異的，胆石症，胆道感染症（マーフィー徴候）などの疑い］

■脾臓の触診

脾臓は通常は触知されないが，トラウベの三角形の打診
（p.42）で濁音が聞かれた場合に行う．

手順：①仰臥位で行う．患者の右側に立ち，左手を患者
　　　　の背部に回し，脾臓の後ろを支えるようにする
　　　②右手で脾臓にゆっくり力を加えて，両手で挟み
　　　　こむように触診する

観察ポイント：脾腫の有無をみる

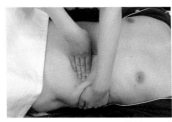

（文献3，p.23）

評価：正常の2倍以上に腫大した脾腫→他疾患に続発し
　　　たもの（原因：リンパ腫，白血病，赤血球増加症，
　　　赤血球形態異常，サラセミアなどの血液疾患，門
　　　脈圧亢進症や脂質代謝疾患など）

Memo

■腎臓の触診

右腎の下端が右上腹部に触知できるが，左腎は通常触れない．

手順：①仰臥位で行う．腹壁の緊張をとくように声がけする

②左手を背部肋骨下縁の近くに置き，右手で腎臓を挟むようにする

③呼気時に左手で背面を持ち上げ，右手で腎臓の下方を挟むように深く圧をかけるようにして触診する

観察ポイント：腫瘤の有無をみる

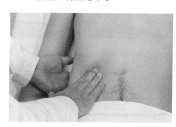

（文献3，p.24）

評価：右腎や左側腹部に腫瘤が触知される→腎がん，囊胞腎，水腎症の疑い

Memo

■腹水の診察

手順：①仰臥位で行う．片手を脇腹に添えて，もう一方
　　　　の手で臍の脇を軽く叩いて波動をみる
　　　②両脇腹を持って振動させて，波動をみる

観察ポイント：体液の波動

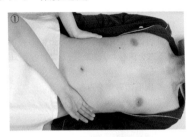

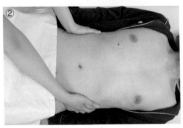

(文献3, p.24)

評価：体液の波動の蝕知→腹水の貯留の可能性（原因：
　　　心不全，低栄養，ネフローゼ症候群，肝硬変に
　　　よる門脈圧亢進症，腹膜炎や悪性腫瘍の腹膜転
　　　移など）

消化器系のフィジカルイグザム

5 打診

■腹部全体の打診

手順：仰臥位にし，腹部全体を打診する．体表を直接叩く「直接打診法」と体表においた手や指を叩く「間接打診法」がある．間接打診法が多く行われるのは，音が響きやすいのと，患者の負担が少なくなるためである

観察ポイント：痛み，鼓音と濁音

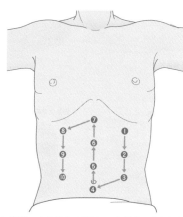

※事前に「痛かったら教えてください」と患者に声をかけておく

（文献1, p.62）

評価：鼓音か濁音が聴こえる

鼓音	ポンポンという高調音	胃腸管内にガスが貯留
濁音	重い，ひびかない低調な音	実質臓器，便や膀胱の尿の貯留，腫瘤の存在

■腹水の確認

手順：腹水の有無を調べるために，臍のあたりから脇腹
にかけて打診し，鼓音から濁音に変わる境界を調
べる

観察ポイント：鼓音と濁音の変化

打診音の境界の移動

仰臥位

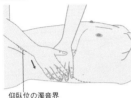

仰臥位の濁音界

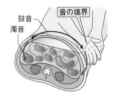

鼓音
濁音
音の境界

側臥位

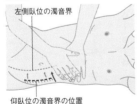

左側臥位の濁音界

仰臥位の濁音界の位置

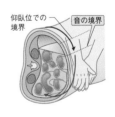

仰臥位での境界
音の境界

患者に左側臥位になってもらい，臍のあたりから脇腹にかけて
打診し，濁音界を調べる．腹水があれば仰臥位で確認した境
界と側臥位での境界が移動する

（文献1，p.63）

■肝臓の打診─肝腫大の同定

肝臓の縦径や腫大の有無を調べる.

手順：①仰臥位にして，横隔膜の動きを止めるため，患者には息を吸い込んだ状態で止めてもらう

②右鎖骨中央線上から下へ打診し，打診音が共鳴音から濁音に変わる箇所を確認する（肺と肝臓の境界）

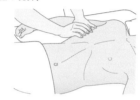

③同様に患者に息を止めてもらい，下から打診して鼓音から濁音に変わる箇所を確認する（消化管と肝臓の境界）

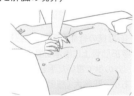

④ ②と③の間の長さを測定する

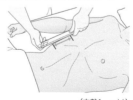

(文献1, p.64)

評価：12cm 以下であれば肝臓の腫大は否定的

■脾腫大の同定

手順：トラウベ（Traube）の三角形（左第6肋骨，左肋
　　　骨弓下縁，前腋窩線に囲まれた部位）をまんべん
　　　なく打診

観察ポイント：濁音の有無

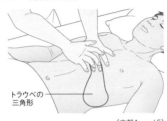

トラウベの
三角形

（文献1，p.65）

評価：鼓音→脾腫大は否定的
　　　濁音→さらに触診を行う

■肝臓の叩打診（右肋骨弓部）

観察ポイント：叩打痛の有無（表情も確認）

手順：①右側腹部肋骨上に手掌を置く
　　　②もう一方の手で置いた手を叩打（左右で行う）

評価：叩打痛あり→肝腫大（腫瘍，囊胞，炎症），肝周
　　　囲炎（フィッツ・ヒュー・カーティス症候群）などの
　　　疑い

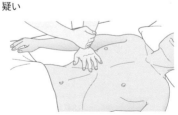

（文献1，p.65）

■脾臓の叩打診 (トラウベの三角形)

手順：①トラウベの三角形に手掌を置く

②もう一方の手で置いた手を叩打 (左右で行う)

評価：叩打痛あり→脾腫，脾膿瘍，脾臓の炎症の疑い

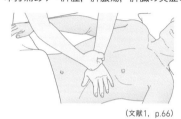

(文献1，p.66)

■腎臓の叩打診

手順：肋骨脊柱角 (CVA) の位置を叩打し，痛みの有無
を確認する

評価：叩打痛あり→腎盂腎炎，尿路結石，腎結核など
の疑い

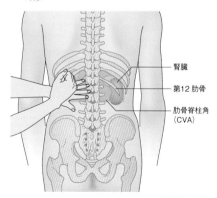

腎臓

第12肋骨

肋骨脊柱角
(CVA)

(文献1，p.66)

43

消化器系の症候

消化器系の症候

腹痛

- 腹痛とは，腹部に感じる痛みである.
- 症状：軽症から緊急手術などの処置が必要とされる重篤な急性腹症までさまざま
- 原因：消化器，循環器，泌尿器，婦人科系など腹腔内のあらゆる器官の器質的な障害，心因的な要素

■腹痛の神経伝達

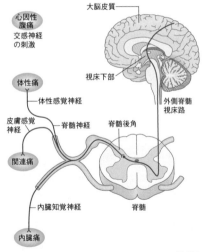

（文献5，p.54）

■腹痛の病態と原因疾患[2)]

	内臓痛	体性痛	関連痛
機序	消化管筋層や漿膜の神経が刺激される.	炎症部位の腹膜の神経が刺激される.	内臓からの痛み刺激が脊髄で皮膚からの神経を刺激する.
特徴	局在がはっきりしない. 悪心, 冷汗などを伴う.	局在がはっきりしている. 動くと痛い.	内臓ごとに発生部位が違う.
例	腸炎, 腸閉塞, 大腸内視鏡時	虫垂炎, 胆嚢炎, 大腸憩室炎	胆嚢炎での右肩甲骨付近の痛み

■内臓痛

観察ポイント：鈍い痛みの有無と発生部位

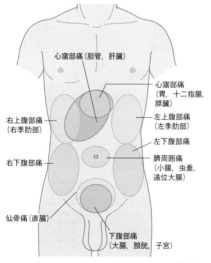

心窩部痛 (胆管, 肝臓)

心窩部痛
(胃, 十二指腸,
膵臓)

右上腹部痛
(右季肋部)

左上腹部痛
(左季肋部)

左下腹部痛

右下腹部痛

臍周囲痛
(小腸, 虫垂,
遠位大腸)

仙骨痛 (直腸)

下腹部痛
(大腸, 膀胱, 子宮)

（文献1, p.74）

■関連痛（放散痛）[1]

疾患	放散する場所
胆嚢疾患	肩，右背（胆管の痛み）
胃疾患	背中
膵臓疾患	背中
直腸疾患	仙骨部

■腹痛部位からみた主な疾患

- 心臓：狭心症，心筋梗塞
- 食道：潰瘍，食道炎
- 胃・十二指腸：胃炎，胃・十二指腸潰瘍
- 膵臓：膵炎
- 不明：機能性ディスペプシア

- 右肺：胸膜炎
- 胆道：胆石，胆嚢炎
- 肝臓：肝炎，肝膿瘍
- 右腎臓：腎・尿管結石，腎盂炎

- 左肺：胸膜炎
- 脾臓：脾梗塞
- 左腎臓：腎・尿管結石，腎盂炎

心窩部
右季肋部　左季肋部
臍部
右下腹部　左下腹部
下腹部

- 腸：虫垂炎，小腸炎（回盲部炎），大腸炎，クローン病，腸結核症，移動盲腸
- 右尿管：尿管結石
- 生殖器：卵巣嚢腫の茎捻転，子宮付属器炎，子宮外妊娠

- 大腸：急性大腸炎，潰瘍性大腸炎，憩室炎
- 左尿管：尿管結石
- 生殖器：卵巣嚢腫の茎捻転，子宮付属器炎，子宮外妊娠

- 膀胱：膀胱炎，膀胱結石
- 男性生殖器：前立腺炎，精嚢炎
- 女性生殖器：子宮付属器炎，子宮内膜症，卵巣嚢腫の茎捻転，子宮外妊娠
- 腸：急性大腸炎，S状結腸の憩室炎

[部位不定]
- 帯状疱疹，過敏性大腸炎，急性胃腸炎

[腹部全体]
- 腹膜炎，イレウス，腸間膜動脈塞栓症，腹部大動脈瘤，膠原病，中毒，神経症

（文献5，p.46）

■腎臓痛と尿管痛

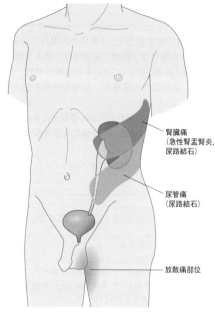

腎臓痛
(急性腎盂腎炎,
尿路結石)

尿管痛
(尿路結石)

放散痛部位

(文献1, p.75)

Memo

2 便秘

- 便秘とは，本来排泄すべき糞便が大腸内に滞ることによる兎糞状便・硬便，排便回数の減少や糞便を快適に排泄できないことによる過度の努責，残便感，直腸肛門の閉塞感，排便困難感を認める状態．
- 慢性便秘症とは，慢性的に続く便秘のために日常生活に支障をきたしたり，身体にも様々な支障をきたしうる状態．

（日本消化管学会：便通異常症診療ガイドライン2023 ― 慢性便秘症）

■慢性便秘症の診断基準（ROME Ⅳ基準）

1.「慢性便秘症」の診断基準

下記の6項目のうち2項目以上を満たす

a. 排便の4分の1超の頻度で，強くいきむ必要がある

b. 排便の4分の1超の頻度で，兎糞状便または硬便（Bristol便形状スケールでタイプ1か2）である．

c. 排便の4分の1超の頻度で，残便感を感じる．

d. 排便の4分の1超の頻度で，直腸肛門の閉塞感や排便困難感がある．

e. 排便の4分の1超の頻度で，用手的な排便介助が必要である（摘便，会陰部圧迫など）．

f. 自発的な排便回数が，週に3回未満である．

2.「慢性」の判断基準

6カ月以上前から症状があり，最近3カ月間は上記の基準を満たしていること．

■慢性便秘症の分類

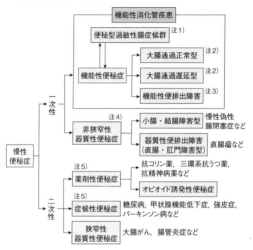

症状による分類

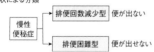

注1）機能性便秘症と便秘型過敏性腸症候群は連続したスペクトラムと考えられる疾患であり、明確に鑑別するのが困難である.

注2）現時点では大腸通過時間を正確に評価できるmodalityがないため、今後の検討課題である.

注3）機能性便秘症および便秘型過敏性腸症候群に合併するひとつの病型である. 骨盤底筋協調運動障害, 会陰下降症候群も含む.

注4）腸管の形態変化を伴うもの、正常から明らかに逸脱する消化管運動障害を伴う慢性便秘症が含まれる.

注5）必ずしも、機能性便秘症および非狭窄性器質性便秘症と区別できるものではない.

（「日本消化管学会編：便通異常症診療ガイドライン2023－慢性便秘症, p.5, 2023, 南江堂」より許諾を得て転載）

■Bristol便形状スケール

タイプ 1	硬くてコロコロの兎糞状の(排便困難な)便	
タイプ 2	ソーセージ状であるがでこぼこした(塊状の)便	
タイプ 3	表面にひび割れのあるソーセージ状の便	
タイプ 4	表面がなめらかで柔らかいソーセージ状,あるいは蛇のようなとぐろを巻く便	
タイプ 5	はっきりした断端のある柔らかい半分固形の(容易に排便できる)便	
タイプ 6	端がほぐれて,ふにゃふにゃの不定形の小片便,泥状の便	
タイプ 7	水様で,固形物を含まない液体状の便	

大便を大きさと形状により7段階に分類する指標であり,おおよそ1〜2は硬便,3〜5は正常便,6〜7は下痢便に値する.日本人では4が正常と感じる人が多い.

Memo

消化器系の症候

3 下痢

- 水分の多い液状または泥状の便を頻回に排泄する状態.
- なんらかの原因により, 大腸への大量の水分の流入, 腸管の蠕動運動の異常が起きると下痢を生じる.
- 通常の便：1日1回約150g・水分含有率　70%前後
- 泥状便：水分含有率　80〜90%
- 液状便：水分含有率　90%以上

■腸の水分の分泌・吸収と便の形成

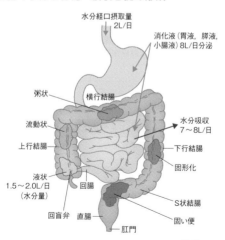

水分経口摂取量 2L/日

消化液（胃液, 膵液, 小腸液）8L/日分泌

粥状

横行結腸

流動状

上行結腸

水分吸収 7〜8L/日

下行結腸

固形化

液状 1.5〜2.0L/日 （水分量）

回腸

回盲弁

直腸

S状結腸

固い便

肛門

（文献5, p.55）

■下痢の病態と原因疾患[2]

	浸透圧性, 吸収不良性下痢	滲出性下痢	分泌性下痢	運動亢進 性下痢
機序	腸管内の高浸透圧性物質過剰 水分, 物質の吸収不良	腸粘膜の炎症による滲出	腸粘膜の分泌亢進	腸の運動亢進
特徴	絶食で改善	血便, 潜血反応陽性 発熱, 炎症反応		腹鳴
急性	ソルビトール, 塩類下剤, 胆汁酸製剤 アブラソコムツ (魚類)	感染性腸炎, 虚血性腸炎, 移植片対宿主病 (GVHD)	感染性腸炎 (とくにコレラ)	冷飲料
慢性	短腸症候群, クローン病, 慢性膵炎, 輸入脚症候群, 乳糖不耐症	クローン病, 潰瘍性大腸炎, 放射線性腸炎	ゾリンジャー・ エリソン症候群, 水様下痢 低カリウム無酸 (WDHA) 症候群	過敏性 大腸

■下痢の病変部位[2]

	小腸ないし右側結腸	大腸
便の性状	不消化便など	粘液性, 血性など
1回の排便量	多い	少ない
排便回数	多くない	多い
排便によって	疼痛軽快せず	疼痛軽快
しぶり (残便感)	−	+
悪心・嘔吐	−〜+	−

消化器系の症候

4 吐血・下血

- 吐血とは，血液の混ざったものを吐出すること．
- 下血とは，上部消化管（食道，胃，十二指腸）および下部消化管（小腸，大腸，直腸，肛門）からの出血が肛門から出ること．
- 症状：出血量が少なければ軽症，多くなるにつれて頻脈や起立性低血圧，さらに重症化すると尿量減少により，低血圧，出血性ショックなど

■出血部位と吐血・下血の色調

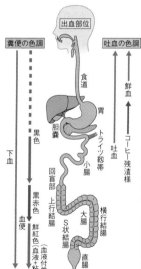

【吐物の色と出血との関連】
コーヒー残渣様：出血量はあまり多くない
黒色：出血量はやや多い
鮮血：食道や胃からの急激な出血

【下血の性状と出血との関連】
黒色便・タール状の便：上部消化管からの出血が胃酸や腸液などの影響で変性する
黒色便：通常100mL以上の出血があると推測される

（永田博司ほか：吐血・下血．成人看護学5．系統看護学講座専門分野II，
第15版（南川雅子ほか）．p.50，医学書院，2019を改変）

■吐血・下血の原因疾患[3]

食道	食道静脈瘤，マロリー・ワイス症候群，逆流性食道炎，カンジダ性食道炎，食道がん，急性胃粘膜病変
胃・十二指腸	胃潰瘍，十二指腸潰瘍，胃炎，胃静脈瘤，毛細血管拡張，胃がん，胃粘膜下腫瘍（GISTなど）
膵・肝	慢性膵炎，肝腫瘍
小腸	小腸腫瘍，クローン病，小腸潰瘍，メッケル憩室
大腸	結腸憩室炎，大腸がん，クローン病，潰瘍性大腸炎，虚血性大腸炎，感染性大腸炎

■主な原因疾患の特徴[3]

消化性潰瘍（胃潰瘍，十二指腸潰瘍）	・上部消化管出血では最も頻度が高い ・空腹時の心窩部痛がみられるが，出血が起こると痛みが消失することが多い
食道・胃静脈瘤	・肝硬変などによる門脈圧亢進症に伴って起こる．慢性的な出血はまれで，突然の大量出血が多い ・大量の場合は鮮紅色を呈し，重篤なショックに陥ることが多い．静脈瘤出血ではほかの疾患に比べて死亡率が高い
マロリー・ワイス症候群	・強い悪心や嘔吐により，腹腔内圧の急激な上昇によって，食道・胃接合部近傍の粘膜に裂創が生じ，出血を起こす疾患 ・飲酒に伴う嘔吐が原因のことが多い
結腸憩室炎	・下部消化管出血では最も頻度が高い ・腹痛や発熱を伴うことがある ・まれに大出血を起こし，ショック状態になることもある
痔（肛門出血）	・肛門からの出血であり，消化管出血による血便とは区別される ・まれに大出血を起こすこともあり，注意を要する

消化器系の症候

⑤ 悪心・嘔吐

- 悪心とは，心窩部や前胸部に起こる，むかむかとした不快感で，嘔吐の前駆症状であることが多いが，必ず嘔吐するとは限らない．
- 嘔吐とは，胃の内容物が勢いよく逆流して口腔から噴出する状態．
- 悪心・嘔吐はともに嘔吐中枢が刺激されることによって起こる．
- 動悸，脂汗，大量の唾液分泌，顔面蒼白，発汗，めまいなどの症状を伴うことが多い．

■嘔吐の分類と原因疾患[3]

反射性嘔吐：各臓器からの刺激で誘発され，反射的に起こる

中枢性嘔吐：末梢からの刺激ではなく，中枢神経系内部で嘔吐中枢が刺激されて起こる

分類		原因疾患
反射性嘔吐	消化器疾患	通過障害 (十二指腸潰瘍，膵がん，イレウスなど)，膵炎，急性胃腸炎，胆石発作，虫垂炎
中枢性嘔吐	頭蓋内圧亢進	脳腫瘍，脳出血，クモ膜下出血，脳炎，髄膜炎
	化学的受容体引金帯(CTZ)の刺激	腎不全，糖尿病性ケトアシドーシス，アセトン血性嘔吐症，アルコール，抗がん薬
	大脳皮質や感覚器官からの刺激	悪臭，不快な光景，乗り物酔い
その他		心筋梗塞，心不全，感染症，扁桃炎，乗り物酔い，メニエール病

化学的受容体引金帯 (CTZ：chemoreceptor trigger zone)……嘔吐中枢の近くに存在し，これを介して嘔吐中枢に刺激が伝わると反射的に嘔吐が起こる

■嘔吐のメカニズム

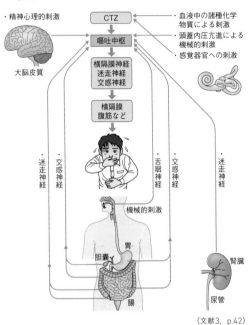

・精神心理的刺激

大脳皮質

CTZ

嘔吐中枢

横隔膜神経
迷走神経
交感神経

横隔膜
腹筋など

・血液中の諸種化学
物質による刺激
・頭蓋内圧亢進による
機械的刺激
・感覚器官への刺激

・迷走神経

・交感神経

・舌咽神経

・交感神経

・迷走神経

機械的刺激

胃

胆嚢

腸

腎臓

尿管

(文献3, p.42)

Memo

消化器系の症候

6 胸やけ・呑酸
どんさん

- 胸やけとは，胃液が食道へ逆流することで起こる不快感．
- 呑酸とは，口腔内まで酸が逆流することで酸味を感じる状態．
- 慢性化すると声のかすれや咳嗽が現れる．
- 本来は噴門が機能して酸性の胃内容は食道へ逆流しない機構になっているが，この機構が十分に働かないと起こる．
- 逆流性食道炎で典型的にみられるが，粘膜病変がなくても酸逆流で症状が誘発されることがある．
- 胃の術後などで，胆汁が逆流することにより，起こることがある．

■胸やけの原因

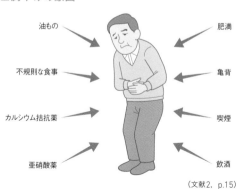

油もの

不規則な食事

カルシウム拮抗薬

亜硝酸薬

肥満

亀背

喫煙

飲酒

（文献2，p.15）

消化器系検査のケア

上部消化管内視鏡検査

- 内視鏡を用いて上部消化管を観察する.
- 目的：咽頭，食道，胃，十二指腸下行脚までの観察・疾患有無の確認・組織採取・治療
- 挿入経路：経鼻・経口
- 体位：左側臥位

■適応と禁忌[3)]

適応	・消化器症状 (腹痛，悪心・嘔吐，胸やけ，食欲不振) 出現時 ・緊急検査 (異物誤飲，吐血，黒色便出現時の治療目的) ・健康診断
禁忌	・全身状態が不良な患者 ・非協力的な患者 ・消化管穿孔が疑われる患者

■上部消化管内視鏡検査を必要とする主要疾患

食道	食道がん，胃食道逆流症，食道裂孔ヘルニア，食道静脈瘤，食道アカラシア
胃・十二指腸	胃炎，急性胃粘膜障害，胃ポリープ，胃潰瘍，胃がん，十二指腸潰瘍，十二指腸炎，十二指腸乳頭部がん

■検査方法（経口・経鼻）の違い

	方法	メリット	デメリット
経口上部消化管内視鏡検査	口から直径7〜10mmの内視鏡を挿入して観察する	・スコープの直径が太く，搭載されるカメラが高性能で操作性に優れているため，より鮮明で広範な画像を映し出すことができる ・送気・吸引能力が高いため，検査が比較的短時間で済む	・舌根部や咽頭部の刺激による嘔吐反射が強く，患者の苦痛が大きい
経鼻上部消化管内視鏡検査	鼻から直径5〜6mmの内視鏡を挿入して観察する	・患者の苦痛が経口内視鏡に比べて少ない（経鼻挿入では舌根部や咽頭部が刺激されにくいため嘔吐反射が抑制されやすい） ・検査中，会話が可能	・経口内視鏡と比較してスコープの直径が細いため，搭載されるカメラの性能がやや低く，映し出される画像の鮮明性や視野角がやや劣る ・送気・吸引能力がやや低いため検査時間が長くなる ・鼻出血や鼻の痛みが生じることがある

■ケアのポイント[3]

検査前

- 検査前日の午後9時以降は絶食とする
- 抗凝固・抗血小板薬，糖尿病治療薬（インスリン注射含む）を使用中の場合は，患者が医師の休薬指示を守っているか確認する
- 消泡・粘液溶解剤の服用，鎮痙薬の投与などの前処置を行う
  - 消泡剤：消化管出血に対する止血術や内視鏡的粘膜切除術（EMR）後のフォローアップを目的とする患者は，プロナーゼ入りの消泡剤は禁忌（粘液除去により患部から出血するおそれがあるため）
  - 鎮痙薬：通常，ブチルスコポラミン臭化物（ブスコパン®）1Aを筋注もしくは静注するが，禁忌の場合，グルカゴン製剤（グルカゴンGノボ）1A，またはl-メントール（ミンクリア®）を用いる

検査時

- むせ込みを防ぐため，唾液・痰は飲み込まずに，自然に吐くよう指導する
- 鼻もしくは口でゆっくり深呼吸し，肩や首，喉の力を抜くように声をかける
- 麻酔使用時は，必ずモニター装着を行い，定期的にバイタルサインを測定する

検査後

- 検査終了後1時間は絶飲食とする
- 咽頭のしびれ感がとれ，少量の水を飲んでむせがなければ食事開始となる
- 生検後では，胃酸分泌量を抑えるため，味の濃い食事や刺激物を避ける
- ブスコパン使用時：眼の焦点が合わなくなるため，自動車・自転車の運転は避けること，口渇，動悸が生じることがあるが，時間とともに消失することを説明する
- グルカゴン使用時：反応性の低血糖（インスリン分泌促進によって，投与1～2時間後に起こる）に注意し，検査1時間後に飴やジュースを摂取するように促す
  ※とくに糖尿病患者で注意

■主な鎮痙薬[3)]

主な製品名	ブスコパン®	グルカゴンG ノボ	ミンクリア®
投与方法	筋注，静注	筋注，静注	胃内に散布
内視鏡時の禁忌・慎重投与例	緑内障，前立腺肥大，不整脈，重篤な心疾患，甲状腺機能亢進症，本剤に対する過敏症既往歴	褐色細胞腫，インスリノーマ，糖尿病，本剤に対する過敏症既往歴	本剤に対する過敏症既往歴
作用発現時間	5〜10分（筋注時）	約5分（筋注時）	30秒以内
作用持続時間	40分（筋注時）	約25分（筋注時）	6〜10分

Memo

2 内視鏡的逆行性膵胆管造影検査(ERCP)

- 経口的に内視鏡(側視鏡または直視鏡)を挿入し,十二指腸の下行脚にあるファーター(Vater)乳頭部から,カテーテルを挿入し,胆管および膵管の造影を行う.
- 目的:膵臓,胆道(胆管,胆囊)の形態学的診断(狭窄,拡張,閉塞,結石の有無など),胆汁や膵液の採取・細胞診断
- 挿入経路:経口
- 体位:腹臥位(不可能な場合は側臥位)
  顔を横向きにしてうつぶせに体位をとる
- 治療:内視鏡的乳頭括約筋切開術(EST),内視鏡的乳頭バルーン拡張術(EPBD),内視鏡的逆行性胆管ドレナージ(ERBD),内視鏡的経鼻胆管ドレナージ(ENBD),胆管結石除去術などが検査に引き続き行われる.

■適応と禁忌[3]

適応	・膵疾患 　・膵がん,慢性膵炎,粘液産生腫瘍,膵管癒合不全など ・胆道疾患 　・胆管がん,胆囊がん,乳頭部がん,総胆管結石,胆管狭窄,胆管炎,膵胆管合流異常など
禁忌	・急性膵炎(ERCPの偶発症として最も高頻度) 　※総胆管結石が原因である胆石膵炎や急性閉塞性化膿性胆管炎では緊急ERCPの適応 ・慢性膵炎の急性増悪期の患者 ・全身状態が著しく不良な患者 ・造影剤過敏症(アナフィラキシーショック)の既往がある患者

■ケアのポイント[3)]

検査前

- 検査当日の朝から禁飲食とする
- 治療前の中止薬について確認する
  - ＊インスリン：中止，または単位数の調節の有無
  - ＊血糖降下薬：中止の有無
  - ＊抗血栓薬：処置の内容によって休薬される場合がある
  - ＊金属を含む貼付薬（ニトロダーム® TTS®など）：中止の有無

検査時

- 腹臥位による苦痛を軽減するため，クッションなどで調整する
- 鎮静薬を投与した場合は，患者を軽くタッチングしながら名前を呼び，十分な鎮静が得られているかを確認する

検査後

- 偶発症のリスクが高い手技であり，検査終了後3時間はベッド上安静とする
- 慎重に経過観察を行い，緊急時の対応に備える

■ERCP実施後の偶発症[3)]

偶発症	発症リスク	観察ポイント
急性膵炎	・一般に約5％程度出現し，重症化すると20〜30％の死亡率	・検査後の心窩部痛，背部痛，嘔気などの自覚症状 ・膵酵素（アミラーゼ，リパーゼ，トリプシノーゲンなど）の上昇
胆管炎	・処置中の胆管造影に伴う，胆道系への腸管内細菌の逆流 ・特に検査後30分〜1時間程度経過した頃に多い	・悪寒やショックを伴う発熱

■ ERCP実施後の偶発症（つづき）

偶発症	発症リスク	観察ポイント
出血	・生検およびESTを施行した場合	・血中ヘモグロビン値の低下 ・黒色便 ※ESTの場合は処置後2週間までは注意する
腸管穿孔	・内視鏡挿入時に強い嘔吐反射があった場合 ・腫瘍などにより消化管の位置関係が正常なものと大きく異なる場合 ・過去の手術による癒着がある場合 　　　　　　　　など	・検査後の腹痛，発熱などの症状 ・バイタルサインの変化
誤嚥性肺炎	・検査中，検査後の誤嚥があった場合	・検査後の発熱，痰がらみなどの症状 ・血中酸素飽和度（SpO$_2$）などのバイタルサインの変化
静脈炎	・検査後，膵炎の予防目的に膵酵素阻害薬（ガベキサートメシル酸塩，ナファモスタットメシル酸塩など）が投与された場合 ※組織障害性が高い薬剤であり，血管外漏出により壊死や静脈炎を生じる危険性が高い	・膵酵素阻害薬投与中の刺入部の皮膚変化（発赤，腫脹など）

消化器系検査のケア

下部消化管内視鏡検査

- 内視鏡を用いて大腸を観察する.
- 目的：大腸（上行結腸・横行結腸・下行結腸・S状結腸）および直腸の観察，組織採取・治療
- 挿入経路：肛門
- 体位：左側臥位，鎮静薬などの前投薬がある場合は仰臥位

■適応と禁忌3)

適応	大腸疾患を疑う場合	・臨床症状：下血，血便，黒色便，便通異常（下痢，便秘，便の狭小化），腹痛，腹部違和感，腹部膨満感など ・検査所見：便潜血陽性，貧血，腫瘍マーカー高値
	腸管病変の除外診断	・原発巣・手術前の検索 ・全身疾患における腸管病変の有無
	病変の経過観察	・内視鏡切除後の経過観察 ・小ポリープの経過観察 ・炎症性腸疾患の経過観察 ・がんのサーベイランス
禁忌	絶対禁忌：中毒性巨大結腸症，消化管穿孔	
	相対禁忌：重篤な基礎疾患を有する場合，炎症性腸疾患重症例	

Memo

■ケアのポイント[3]

検査前

・糖尿病治療薬，インスリンを使用中の場合は内服の有無，インスリン使用について確認する
・抗凝固・抗血小板薬を使用中の場合，患者が医師の休薬指示を守っているか確認する
・腸管の残渣を排出する前処置を行う．その方法として，ブラウン変法，腸管洗浄剤法などがあり，どの方法で行うか確認しておく
・便の排泄後は，便がカスのない黄色透明になったことを確認する（次ページ参照）

検査時

・患者に全身の力を抜き，腹圧をかけないよう説明するとともに，リラックスできるように声をかける
・送気による腹満感がある場合，ガスの排出を促す
・医師の指示に従い，用手圧迫などの介助を行う
※Ｓ状結腸，脾彎曲，肝彎曲はスコープ通過が困難で，疼痛が生じやすい

検査後

・腹部膨満感がある場合はガス排出を促す
・腹部膨満感の消失後，食事開始となる
・生検後では消化の良い食事をとり，刺激物やアルコールは避ける
・ブスコパン使用時：眼の焦点が合わなくなるため，自動車・自転車の運転は避けること，口渇，動悸が生じることがあるが，時間とともに消失することを説明する
・グルカゴン使用時：反応性の低血糖（インスリン分泌促進によって，投与1〜2時間後に起こる）に注意し，検査1時間後に飴やジュースを摂取するように促す
※とくに糖尿病患者で注意する
・色素（インジゴカルミン）使用時：青い尿が排泄されるが，心配する必要はないことを説明する

■排便のチェック

腸管内に便や水分が残っていると診断の妨げとなるので，カスのない黄色透明になれば検査可能である．

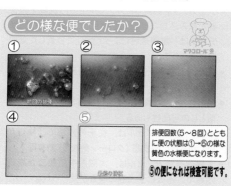

（堀井薬品工業：排便チェックシート）

Memo

71

消化器系検査のケア

 4 カプセル内視鏡検査

- 小型カメラを内蔵したカプセル型の内視鏡を被検者が飲み込むことで検査を行う．撮影された画像データは，無線送信によって体外に装着した受信機に送られる．
- 目的：上部・下部消化管の原因不明の消化管出血などの精査
- 患者にとっては負担の少ない検査だが，病変の見落としの可能性もある．
- 小腸内視鏡カプセルは，従来の方法では検査が難しかった小腸疾患（クローン病など）で有用．
- 大腸内視鏡カプセルは，大腸内視鏡検査が施行困難で，過去に全大腸の検査が受けられなかった患者などが保険適用．

■適応と禁忌

適応	・小腸疾患が既知，または疑われる患者 ※消化管狭窄，狭小化を有する，または疑われる場合には，パテンシーカプセル（ダミーカプセル）で消化管開通性を確認 ・上部・下部消化管の検査（内視鏡検査を含む）を実施しても原因不明の消化管出血がある患者 ・大腸内視鏡検査が施行困難で，過去に全大腸の検査が受けられなかった患者など
禁忌，または慎重を要する症例	・既知の高度消化管狭窄を有する患者 ・腸閉塞の患者 ・腹部放射線照射歴を有する患者 ・ペースメーカーや他の電気医療機器が埋め込まれている患者 ・嚥下障害のある患者 ・妊婦 ・滞留時にカプセル内視鏡回収に同意が得られない患者

■ケアのポイント

検査前

- 目安として検査8時間以上前の絶飲食（服薬のための少量の水は摂取可能）
- 医師の指示があった薬剤以外の服薬は2時間前から禁止
- 大腸の検査の場合は下剤を服用
- 胸部と腹部にセンサーアレイを取り付けるため，上下が分かれたゆったりとした服を身に着けてもらう

検査時

- 前処置は必要に応じて行う（腸管洗浄剤，腸管蠕動促進剤など）
- 患者に記録装置（データレコーダ，センサーアレイ）をベルトなどで装着後，水でカプセルを嚥下してもらう
- カプセルが体外に排出されるまで，激しい運動やMRI検査，強い電波や磁気を出す機器の使用とその周辺に近づくことは避けてもらう

【小腸内視鏡カプセル】
- 嚥下2時間まで飲水不可，4時間まで絶食，以降は軽食可
- 十二指腸にカプセルが到達後は帰宅して，普段通りの生活が可能

【大腸内視鏡カプセル】
- 検査中は医療施設にて過ごしてもらう
- 大腸へのカプセルの移動や排出を促すために，追加の下剤の服用，水分の摂取などの指示を行う

検査後

- 検査終了後，医療施設で検査機器を取り外す
- カプセルは排便とともに排出されるため，患者に回収・廃棄の方法を説明しておく
  ※カプセルが2週間以上体内に留まる場合は，内視鏡的，外科的に回収を行う

■小腸カプセル内視鏡と大腸カプセル内視鏡

	カプセルの サイズ	検査時間	製品名
小腸カプセル 内視鏡	外径11mm, 全長26mm	7～8時間	・PillCam™ SB 3カプセル ・CapsoCam Plus（カプソカ ム プラス）®（画 像は内蔵メモリ に記録） ・EndoCapsule
大腸カプセル 内視鏡	外径12mm, 全長32mm	3～10時間 （平均5～ 6時間） ※個人差が ある	・PillCam® COLON 2

Memo

消化器系検査のケア

5 上部消化管造影検査
（バリウム検査，胃透視検査，upper GI）

- X線装置を用いて，食道や胃，十二指腸を観察する．
- 目的：胃・食道がん，胃ポリープを中心とした腫瘍，胃・十二指腸潰瘍やその瘢痕，憩室，食道裂孔ヘルニアなどの診断
- 胃の形態や壁の伸びなど全体像を把握でき，蠕動や通過の様子をリアルタイムで観察可能である．

■適応と禁忌

適応	・健康診断 ・以下の疾患や異常が疑われる場合 　・食道疾患：食道炎（逆流性食道炎，食道カンジダ等），食道裂孔ヘルニア，逆流性食道炎，アカラシア，膠原病などによる食道蠕動障害，粘膜下腫瘍，食道憩室，食道がんなど 　・胃疾患：胃炎（萎縮性胃炎，肥厚性胃炎など），胃びらん，胃潰瘍，ポリープ，粘膜下腫瘍，悪性リンパ腫，胃がんなど 　・十二指腸疾患：十二指腸潰瘍，ポリープ，がん，粘膜下腫瘍，十二指腸憩室など 　・その他：近傍の臓器疾患による上部消化管への影響，消化管のねじれ（軸捻），消化管の位置や走行の異常
禁忌	・バリウム製剤に過敏症（アレルギー）がある患者 ・妊娠中またはその可能性がある患者 ・透析中の患者 ・麻痺などで体位変換ができない患者 ・消化管穿孔またはその疑いがある患者 ・消化管急性出血で治療中の患者

■ケアのポイント[3)]

検査前

- 検査前日の午後9時以降は飲食を中止
- 検査当日は，検査開始2時間前まで，コップ1杯（200mL）程度の水は摂取可能
- 糖尿病薬の服用やインスリン注射は行わない（低血糖になる危険性がある）

検査時

- 前処置として，鎮痙薬（ブスコパンやグルカゴン）を筋肉注射する（各製剤の禁忌についてはp.65）
- 発泡剤を服用後は胃が膨らんだ状態を維持するため，噯気（げっぷ）を我慢してもらう
- 透視台を動かすときには，患者に手すりをしっかりと持ってもらう

検査後

- 十分な水分の摂取と下剤の服用により，バリウム（白い便）の排泄を促す
  ※バリウムが長時間腸内に残ると腸閉塞や穿孔の原因になることがある
- ブスコパン使用時：眼の焦点が合わなくなるため，自動車・自転車の運転は避けること，口渇，動悸が生じることがあるが，時間とともに消失することを説明する
- グルカゴン使用時：反応性の低血糖（インスリン分泌促進によって，投与1〜2時間後に起こる）に注意し，検査1時間後に飴やジュースを摂取するように促す
  ※とくに糖尿病患者で注意

Memo

消化器系検査のケア

 6 # 下部消化管造影検査
（注腸造影検査）

- X線装置と造影剤を用いて大腸を観察する.
- 目的：大腸（直腸・結腸）の病変の検索・診断
- 内視鏡検査と比較して，大腸全体の形や長さ，走行などが立体的に把握できる.
- 体位：左側臥位

■適応と禁忌

適応	・大腸がんやポリープを中心とした腫瘍，憩室，潰瘍性大腸炎，クローン病など
禁忌	・妊娠，またはその可能性のある患者
注意	・体位変換・意思疎通が難しい患者 ・バリウム製剤に過敏症（アレルギー）がある患者，消化管に瘻孔またはその疑いのある患者では，ヨード系造影剤を用いる

■ケアのポイント[3]

検査前

- 心臓病や血圧の薬は，コップ1杯（200mL）程度の水で服用する
- 糖尿病薬やインスリン注射は，低血糖になる危険性があるため投与しない
- 腸管の残渣を排出する前処置（ブラウン変法，腸管洗浄剤法など）を行う．どの方法で行うか確認しておく
- 便の排泄後は，便がカスのない黄色透明になったことを確認する（p.71「排便のチェック」）

■ケアのポイント（つづき）

検査時

- 前処置として，鎮痙薬を筋肉注射する（ブスコパンやグルカゴン，各製剤の禁忌についてはp.65）
- 検査中は，できる限り排ガスを我慢してもらう

検査後

- 十分な水分の摂取と下剤の服用により，バリウム（白い便）の排泄を促す
  ※バリウムが長時間腸内に残ると腸閉塞や穿孔の原因になることがある
- ブスコパン使用時：眼の焦点が合わなくなるため，自動車・自転車の運転は避けること，口渇，動悸が生じることがあるが，時間とともに消失することを説明する
- グルカゴン使用時：反応性の低血糖（インスリン分泌促進によって，投与1〜2時間後に起こる）に注意し，検査1時間後に飴やジュースを摂取するように促す
  ※とくに糖尿病患者で注意

Memo

7 腹部CT検査

- X線を利用して腹部臓器の断面を撮影する.
- 目的：肝臓，胆嚢，膵臓，腎臓，脾臓の観察
- 単純CT（造影剤を用いない），造影CTがある.

■適応と禁忌[3)]

適応	・腹痛や血便の原因検索 ・肝臓，胆嚢，膵臓，腎臓，脾臓の病変の観察，診断
禁忌	・妊娠，またはその可能性のある患者 ※急性腹症で必要な場合は患者の同意を得たうえで施行することもある 【造影CT】 ・ヨードまたはヨード造影剤に過敏症の既往歴のある患者 ・重篤な甲状腺疾患のある患者（甲状腺疾患の症状悪化のおそれ） 　・原則禁忌：全身状態の極度に悪い患者，気管支喘息のある患者（副作用の発現頻度が高い），重篤な腎・心・肝障害のある患者
注意	・小児は被曝の影響が大きく，適応や検査頻度に留意する ・バリウム検査直後はアーチファクトが生じる可能性がある ・一部のペースメーカや植え込み型除細動器（ICD）はデバイスの誤作動や設定変更等の可能性がある ・ヨード造影剤投与後，急性腎障害，造影剤腎症を起こすことがある ・造影剤投与前に，できるだけ直近のeGFRやSCr値を確認する

79

■ケアのポイント[3]

検査前

・ビグアナイド系糖尿病薬(乳酸アシドーシスをきたす可能性がある)など, 中止が必要な薬を確認する
・造影剤を使用する場合, 検査前3〜4時間は禁食とする
・水分は直前まで摂取可能

検査時

・患者に, 声かけに合わせて, 呼吸を止めるように説明する
・造影剤の注入中・注入後は血管外漏出や造影剤の副作用の出現に注意

検査後

・造影剤を使用した場合, 積極的に水分を摂取するように伝え, 造影剤の排泄を促し, 副作用の出現に注意する

Memo

■造影剤の穿刺部位

手関節や肘関節，手背は可能な限り避け，原則右肘の太い静脈でルートを確保する．

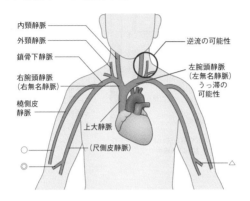

内頸静脈
外頸静脈
鎖骨下静脈
右腕頭静脈
（右無名静脈）
橈側皮静脈
上大静脈
（尺側皮静脈）

逆流の可能性
左腕頭静脈
（左無名静脈）
うっ滞の可能性

■右肘の皮静脈

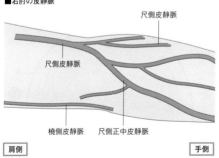

尺側皮静脈
尺側皮静脈
橈側皮静脈
尺側正中皮静脈

肩側
手側

（林 宏光監・編：ちょっと役立つ造影検査に関する話題 -CT編 - Ver.3.0. バイエル薬品株式会社
https://radiology.bayer.jp/properuse/dg_cm_practice_contents
（2023年11月21日検索））

■CTの画像の濃淡

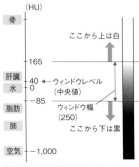

（HU）

骨

ここから上は白

― 165

肝臓 ― 40 ←ウィンドウレベル
水 ― 0 　（中央値）

脂肪 ― ―85 　ウィンドウ幅
　　　　　　（250）
　　　　　　ここから下は黒
肺

空気 ― ―1,000

例：ウィンドウ幅250HU，ウィンドウ
　　レベル40HUの場合

- CTは水を0，空気を―1,000と定めたX線吸収度により，白から黒までの濃淡として画像を構成したものである

（文献2, p.6）

■腹部横断面

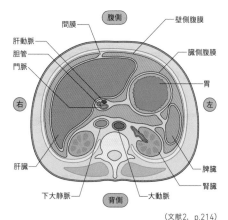

腹側

間膜

肝動脈
胆管
門脈

壁側腹膜

臓側腹膜

胃

右

左

肝臓

脾臓

腎臓

下大静脈

大動脈

背側

（文献2, p.214）

消化器系検査のケア

 腹部MRI検査

- 強い磁石と電磁波を用いて身体の内部からの信号を収集し，腹部の任意の断面を撮影する．
- 目的：肝臓，胆嚢，膵臓，腎臓，脾臓の観察
- 臓器および病変間のコントラストを増強させる目的で，適宜，造影剤（ガドリニウム製剤，MRCPでは塩化マンガン四水和物）を使用する（造影MRI）．

■腹部MRI検査の種類

磁気共鳴血管造影（MRA）	血管を描出する
磁気共鳴胆管膵管造影（MRCP）	胆嚢，胆管，膵管を描出する
磁気共鳴腸管造影（MRE）	腸管（主に小腸）を描出する

■適応と禁忌，注意

適応	・肝臓や膵臓など実質臓器の腫瘍性病変の診断（肝細胞がん，転移性肝がん，胆管細胞がん，肝血管腫など），胆嚢・胆管・膵管や消化管といった管腔臓器の診断〔胆石症，総胆管がん・結石，膵管内乳頭粘液性腫瘍（IPMN）など〕 ・病変の存在診断や質的診断，治療効果判定など
禁忌	・心臓ペースメーカ，磁性体脳動脈クリップなど体内金属（磁性体）を有する患者 【ガドリニウム製剤を使用する場合】 ・製剤の成分またはガドリニウム造影剤に対し過敏症の既往歴のある患者

■適応と禁忌，注意（つづき）

注意	・磁性体を含む携行品や医療機器を検査室に持ち込まない 【ガドリニウム製剤を使用する場合】 ・全身状態の極度に悪い患者 ・気管支喘息の患者 ・重篤な腎障害のある患者 ・本人および両親やきょうだいに，アレルギー体質を有する患者 ・薬物過敏症の既往歴のある患者 ・腎機能障害のある患者，または腎機能が低下しているおそれのある患者 ・高齢者　など

■MRI検査における禁忌と注意すべき体内金属

MRI 禁忌

MRI 非対応脳動脈クリップ　　　心臓ペースメーカー

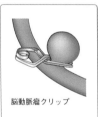

脳動脈瘤クリップ　　　　　　埋め込まれたペースメーカ

注意すべき体内留置金属

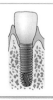

頭頸部
・脳動脈瘤クリップ
・脳室シャントチューブコネクター
・頸動脈ステント
・頸動脈血管クランプ
・血管塞栓用コイル
・人工内耳
・歯科用インプラント　など

■MRI検査における禁忌と注意すべき体内金属
（つづき）

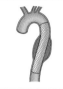

胸部
・大動脈ステント
・冠動脈ステント
・心臓人工弁
・サーモダイリューションカテーテル
・オクルーダー（ASD, VSD, PDA用）
・血管塞栓用コイル
・MRI対応可能心臓ペースメーカ　など

腹部
・胆道系ステント
・血管塞栓用コイル　など

骨盤腔内
・子宮内避妊器具
・血管塞栓用コイル　など

四肢・関節
・整形用ネジ・プレート
・人工骨頭
・ワイヤー
・義手・義足
・点滴用シーネ
・下大静脈フィルタ　など

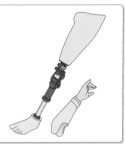

- 脳動脈クリップ：最近はチタン製（非磁性体）の脳動脈クリップが使用されているが，過去に，磁性体クリップが使用されたことがあり，材質が確認できない場合には，検査を行うべきではない．
- 脳血管内治療：血管塞栓用コイルやステントはすべて非磁性体であり，MRI検査は可能である．
- 心臓ペースメーカ：原則禁忌である．しかし，近年条件つきでMRI検査が可能な心臓ペースメーカが普及しつつある．
- 非磁性体金属が使用されていても，冠動脈や頸動脈ステント留置後2か月未満の患者はMRI禁忌である（ステントの移動や損傷の可能性がある）．

（文献3, p.90を改変）

■MRI検査前にはずす携行品[3)]

磁気の影響	携行品の例	
壊れる	・時計 ・補聴器 ・磁気カード	・万歩計 ・USBメモリ ・携帯電話・スマートフォン
火傷する	・カイロ ・貼付薬 ・入れ墨 ・アイシャドー ・磁気治療器・置き針	・保温機能のある衣類 ・金属のある下着 ・カラーコンタクト ・タイツ・ストッキング
引き付けられる	・アクセサリー ・カギ ・かつら・ウィッグ, 　増毛パウダー	・ヘアピン ・ベルト ・財布・硬貨 ・義歯

■検査室に持ち込み不可の医療機器[3)]

- ・輸液ポンプ
- ・人工呼吸器
- ・血圧計
- ・心電図モニター，送信機/電極
- ・血糖測定器
- ・酸素ボンベ
- ・ストレッチャー
- ・車いす

Memo

■ケアのポイント[3)]

検査前

- MRCPでは4時間前から絶食，2時間前から水分制限を行う
- 造影MRIでは，4時間前より絶食とする．水・お茶は検査前まで摂取可能
- メイクやかつらなども含め，金属類を外してもらい，必ずチェックを行う
- 看護師自身も金属類を外す

検査時

- 患者に，声かけに合わせて,呼吸を止めるように説明する
- 造影剤の注入中・注入後は血管外漏出や造影剤の副作用の出現に注意する

検査後

- 造影剤を使用した場合，積極的に水分を摂取するように伝え，造影剤の排泄を促し，副作用の出現に注意する

■ガドリニウム造影剤の一覧[3)]

分類	キレート構造	商品名（略号）	一般名
細胞外液性	環状型（非イオン性）	ガドビスト（Gd-BT-DO3A）	ガドブトロール
	環状型（非イオン性）	プロハンス（Gd-HP-DO3A）	ガドテリドール
	環状型（イオン性）	マグネスコープ（Gd-DOTA）	ガドテル酸メグルミン
	線状型（非イオン性）	オムニスキャン（Gd-DTPA・BMA）	ガドジアミド
肝細胞特異性	線状型（イオン性）	EOB・プリモビスト（Gd-EOB-DTPA）	ガドキセト酸ナトリウム

9 超音波内視鏡検査（EUS）

- 内視鏡を用いて超音波を体内から送受信することにより，通常の内視鏡では見ることのできない消化管や胆嚢・胆管・膵臓組織の内部を観察する．
- 目的：胃，食道，十二指腸，大腸，膵臓・胆嚢，胆管の病変の精査
- 挿入経路：経口（上部消化管）・肛門（下部消化管）

■適応と禁忌[3]

適応	・食道がん，胃がん，大腸がんの深達度診断 ・食道がんのリンパ節転移診断 ・粘膜下腫瘍の質的診断 ・膵臓，胆嚢，胆道の精密検査（胆石，胆管がん，膵がん，胆嚢ポリープ，胆嚢がんなど） ※EUSガイド下に腫瘍や嚢胞の穿刺を行い，診断・治療を行うこともある
禁忌	・消化管の高度狭窄がみられる患者 ・消化管穿孔が疑われる患者 ・全身状態不良の患者 ・非協力的な患者 ・昏睡状態の患者

Memo

■ケアのポイント

検査前

*上部消化管（食道・胃・十二指腸・胆嚢・膵臓など）の検査：p.64「上部消化管内視鏡検査」参照

*下部消化管(大腸)の検査：p.70「下部消化管内視鏡検査」参照

検査時

・食道内・胃内における脱気水充満法を行う場合，誤嚥を防ぐために，呼吸状態に注意し吸引を行う

・直腸内の脱気水充満法を行う場合，排便が促されるため，患者に我慢してもらうように声掛けを行う

*上部消化管（食道・胃・十二指腸・胆嚢・膵臓など）の検査：「上部消化管内視鏡検査」参照

*下部消化管(大腸)の検査：p.70「下部消化管内視鏡検査」参照

検査後

*上部消化管（食道・胃・十二指腸・胆嚢・膵臓など）の検査：p.64「上部消化管内視鏡検査」参照

*下部消化管(大腸)の検査：p.71「下部消化管内視鏡検査」参照

Memo

10 肝生検

- 肝臓の組織や細胞を採取し，顕微鏡で細かな観察を行う．
- 体位：仰臥位（右肋間を広げる姿勢）

■肝生検の種類[3]

背景肝生検	急性肝炎，慢性肝炎・肝硬変，代謝性肝疾患などの診断と疾患の重症度や活動性の程度，治療効果の評価
肝腫瘍生検	腫瘍などの占居性病変の組織診断

■適応と禁忌[3]

適応	・肝障害の原因診断 ・慢性肝炎の活動性判定 ・肝腫瘍の確定診断 ・肝内胆汁うっ滞（原発性胆汁性胆管炎，原発性硬化性胆管炎）の評価
禁忌	・出血傾向（血小板数<5万/μL，出血時間≧5分，プロトロンビン時間<50%） ※出血傾向のある患者であっても，利益がリスクを上回ると考えられる場合は施行することがあるが，術前に適宜輸血を行う ・抗血小板薬・抗凝固薬投与中 ・腹水貯留 ・閉塞性黄疸（背景肝生検での16G使用下では胆汁性腹膜炎のリスクが上昇する） ・意思疎通がはかれず，安静保持が困難な場合

■ケアのポイント[3)]

検査前

・検査前の内服薬，インスリンに関して，投薬の有無を担当
　医に確認する
　・抗血小板薬，抗凝固薬は事前に休薬が必要
・生検針のゲージ数は，背景肝生検と肝腫瘍生検では異なる
　ので注意する
　・背景肝生検：14～16G　　肝腫瘍生検：20G
・鎮静のための前投薬の内容と禁忌について確認する

検査時

・体位は仰臥位で，右肋間を広げる姿勢をとってもらう
・前投薬の終了後，寝息をたてている，呼びかけに反応しな
　いなど，十分な鎮静を得られているか確認する
・バイタルサインを3～5分ごとに測定する
・抜針後，穿刺部位の止血を確認し，ポビドンヨードで消毒
　を行い，ガーゼとテープで固定する

検査後

・帰室後，覚醒後も含め，検査当日はベッド上安静，坐位で
　の飲水・摂食行為と介助付きでのトイレ歩行のみ許可
・出血などの合併症を生じるおそれがあるため，術後は3時間
　程度，適宜バイタルサインを測定し，腹痛や悪心症状の有
　無などを注意深く観察する

■肝生検時の体位

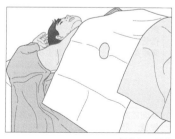

（文献3, p.104)

■穿刺部位の処置

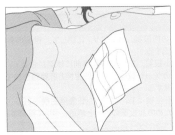

(文献3, p.104)

■肝生検の合併症 [3]

出血	穿刺による出血	・術後,腹痛や肩の痛みなどがみられた場合,バイタルサインを測定し,すぐに医師へ連絡する ・とくに背景肝生検の場合,生検針が太いため,腹腔内出血により輸血や緊急手術が必要になることや死亡につながることがある
感染	皮膚からの穿孔部位の感染,穿刺に伴う胆汁の漏出による胆汁性腹膜炎や胆管炎	・術後の発熱や腹痛の有無などに注意する
肺・消化管穿孔	誤穿刺による肺や消化管の損傷（気胸や腹膜炎）	・生検中,生検後の呼吸状態や腹痛の有無に注意する ・気胸発症時は胸腔ドレナージが必要になり,消化管穿孔時は緊急手術が必要になることがある
播種	穿刺経路上の皮下や腹壁,肝表などに生じるがん結節	・数か月〜数年後にCTなどで発見される

11 腹部超音波検査

- 体外から超音波を用いるため非侵襲的で，腹部領域における第一選択の検査法．
- 目的：肝臓・胆道・膵臓・腎臓・脾臓・胆管・膵管・膀胱・卵巣・子宮・前立腺の観察，超音波ガイド下における穿刺処置．
- 体位：観察部位により異なる（両腕を頭上で組む）．

■適応と注意 3)

適応	・腹部疾患のスクリーニング，精密検査，緊急検査 ・外傷の初期診療における腹腔内出血の有無の確認
注意	・バイタルサインが安定しない患者 ・妊婦の場合は，胎児に強い音圧の超音波が当たらないように超音波強度の調節を行う

■ケアのポイント 3)

検査前

・食事摂取から5時間以上経過した後に検査を行うことが望ましい
　・午前中の検査：朝食の絶食
　・午後の検査：朝食では牛乳などの脂肪分は胆嚢の収縮を起こすため避けるようにする
・胃内視鏡や胃・腸X線造影検査などと組み合わせて行う場合は，発泡剤やバリウム，送気が超音波検査に悪影響を生じるため，これらの検査前に超音波検査を行うようにする
・子宮や前立腺など下腹部の観察には，消化管ガスが障害となるため検査前に膀胱に尿が充満した状態が望ましい
・探触子（プローブ）に用いる音響伝達物質（ゼリー）を温めておく

■ケアのポイント (つづき)

検査時

・胸部と下腹部にタオルをかけ，患者の羞恥心に配慮する

検査後

・皮膚についたゼリーを，温かいおしぼりやディスポーザブル
のペーパータオルで拭き取る

■腹部超音波検査時の体位

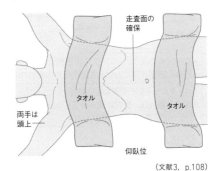

走査面の
確保

タオル

タオル

両手は
頭上

仰臥位

(文献3, p.108)

Memo

第 **4** 章

消化器内視鏡
手術のケア

消化器内視鏡手術のケア

内視鏡的粘膜切除術（EMR）

- 腫瘍性病変直下の粘膜下層に生理食塩液などを局注して病変部を持ち上げ，高周波スネアなどの処置具で，周囲の正常粘膜を含めて切除する．
※広義には内視鏡的吸引粘膜切除法（EAM），キャップを用いるEMR-C，結紮バンドを用いるEMR-Lなどの方法も含まれる．
- ESDに比較すると，切除断端に病変が遺残することが多く，一括切除ではなく分割切除になりやすい．分割切除は一括切除に比較して，再発頻度が高くなる．

■適応と禁忌[3]

適応	・浸潤が粘膜層にとどまっている早期がんやがん化する可能性のある腺腫で，かつ転移病巣がないもの ・径20mm程度の大きさ（高周波スネアを用いて一括で切除できる範囲）まで ※20mm以上の病変に対しては内視鏡的粘膜下層剥離術（ESD）が一般的に行われている
禁忌	・内視鏡が禁忌の全身状態が不良な患者 ・偶発症が発症した際に処置が困難な全身状態の患者 ・コントロールされていない出血傾向がある患者 ※抗血栓薬の薬剤によっては休薬せずに実施することもある

■EMRの手順

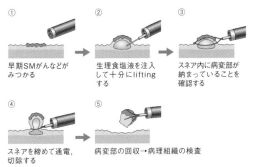

① 早期SMがんなどがみつかる

→

② 生理食塩液を注入して十分にliftingする

→

③ スネア内に病変部が納まっていることを確認する

④ スネアを締めて通電，切除する

→

⑤ 病変部の回収→病理組織の検査

（文献6，p.54）

■ケアのポイント[3]

内視鏡の基本的なケアのポイントは，上部内視鏡検査（p.64）・下部内視鏡検査（p.70）を参照.

治療前

・高周波電流を用いるため，患者の体に金属類（時計，指輪，アクセサリー，義歯，冠動脈拡張貼付薬など）が装着されていないか確認する
・処置が通常の内視鏡検査よりも時間がかかるため，鎮静薬に加え，ペチジンやペンタゾシンなどの鎮痛薬が使用される

治療中

・偶発症の発症など患者の状態に注意し，以下のような異常が生じた際は，医師に伝える
　・SpO_2低下：過鎮静や過度の送気による横隔膜挙上，唾液や吐物の誤飲など→下顎挙上による気道確保，酸素吸入，口腔内の吸引
　・血圧上昇：侵襲的な処置にともなう疼痛・苦痛→降圧薬の使用
　・苦悶様症状・疼痛：過送気による腹部膨満，穿孔による腹膜炎症状など→鎮痛薬の使用

■ケアのポイント（つづき）

・血圧低下・徐脈・頻脈・冷汗・顔面蒼白・生あくび：迷走神経反射による徐脈→腸管内の脱気などを試み，重度の場合，アトロピンの使用を検討．出血に伴う血圧低下による頻脈→重度の場合は人員確保・救急カートの準備

治療後

・以下の点に注意してケアを行う
・意識レベル低下，傾眠，不穏状態：鎮静薬の効果の遷延などによる．患者の全身状態悪化に伴う場合→至急，医師に報告
・SpO_2の低下：鎮静薬の効果の遷延，治療中の唾液・吐物の誤飲などによる→酸素吸入，肩枕などによる気道の確保．呼吸状態が不安定な場合は医師に報告
・血圧の低下：鎮静薬の効果の遷延，出血による血圧低下による出血性ショック→至急医師に報告すると同時に，緊急対応の人員を確保
・腹痛・嘔気・嘔吐：治療直後は内視鏡時の送気に伴う腹痛・嘔気・嘔吐の遷延→排ガス・排便を促す．排ガスがあっても腹痛が持続する場合は，穿孔の可能性もあるため，医師に報告．嘔吐が遷延する場合は，必要に応じて制吐剤の使用

■偶発症発症時の対応[3)]

穿孔	・腹膜への疼痛刺激により，患者が不穏状態になることがある ・必要時は鎮静薬・鎮痛薬の追加投与をするが，十分に生体監視モニターを確認しつつ，慎重に投与する ・穿孔部はクリッピングなどによる縫縮を行うことが多く，迅速にクリップなどを用意するように心がける ・内視鏡での縫縮が困難で緊急外科手術が必要になった場合は，患者家族・病棟・外科・放射線部門などへ連絡する
出血	・気分不良・冷汗・バイタルサインの悪化などに注意する ・クリップなどによる止血術で止血が困難な場合は，緊急での外科治療や，血管内治療が必要になることがあり，その際は関係部署へ連絡する

2 内視鏡的粘膜下層剥離術 (ESD)

- 粘膜下層に生理食塩液などの局注液を注射し，高周波デバイスを用いて病巣周囲の粘膜を切開し，さらに粘膜下層を剥離して切除する．
- 内視鏡的粘膜切除術 (EMR) と比べて，より大きな腫瘍を一括切除できる．

■適応と禁忌[3]

適応	・浸潤が粘膜層にとどまっている早期がんで，かつ転移病巣がないもの（絶対適応）
禁忌	・高度の出血傾向を持つ患者 ・重篤な心疾患・呼吸器疾患などのため長時間の内視鏡治療に耐えられない患者 ・全身状態が不良で，偶発症発症時に外科手術を含めた対応が困難と考えられる患者

■ESDの手順

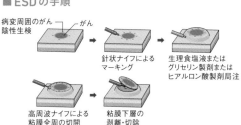

病変周囲のがん陰性生検／がん → 針状ナイフによるマーキング → 生理食塩液またはグリセリン製剤またはヒアルロン酸製剤局注

高周波ナイフによる粘膜全周の切開 → 粘膜下層の剥離・切除

(文献6, p.54)

■ケアのポイント

「内視鏡的粘膜切除術 (EMR) のケアのポイント」参照 (p.97).

3 内視鏡的静脈瘤結紮術(EVL)・内視鏡的静脈瘤硬化療法(EIS)

- 門脈圧亢進症(慢性肝炎や肝硬変など)に伴う食道静脈瘤の治療法.
- 破裂後の止血目的で行う緊急的治療, 出血の既往がある静脈瘤に行う待機的治療, 未出血例に行う予防的治療がある.
- EVLとEISを併用する場合もある.

■適応と禁忌

適応	・出血静脈瘤・出血既往のある静脈瘤 ・待機的治療:静脈瘤の形態F2以上, 発赤所見RC2以上(red color sign陽性)など
禁忌	・EVL:大きな胃静脈瘤に対するEVL単独治療(緊急例を除く) ・EIS(待機的治療・予防的治療):高度黄疸例(総ビリルビン 4.0mg/dL以上), 高度の低アルブミン血症(2.5g/dL以下), 高度の血小板減少(2万/μL以下), 全身の出血傾向(DIC), 大量の腹水貯留, 高度脳症, 高度腎機能不良例

■静脈瘤の形態

F0	治療後に静脈瘤が認められないもの
F1	直線的な比較的細い静脈瘤
F2	連珠状の中等度の静脈瘤
F3	結節状または腫瘤状の静脈瘤

■発赤所見

RC0	発赤所見をまったく認めない
RC1	限局性に少数認めるもの
RC2	RC1とRC3の間
RC3	全周性に多数認めるもの

■EVLとEIS

EVL	メリット	・硬化剤や造影剤による合併症がない ・手技が簡便で出血がほとんどない ・高度の肝・腎障害などを有する患者にも適応となる ・出血時の止血処置が容易
	デメリット	・供血路は塞栓できない，また結紮したOリングが外れることがあるため，EISに比べて再発率が高い
EIS	メリット	・静脈瘤とその供血路を塞栓できるため，EVLに比べて再発率が低い
	デメリット	・高度の肝・腎障害などを有する患者には適応とならない

Memo

101

■ EVL

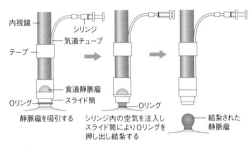

内視鏡
シリンジ
気道チューブ
テープ
食道静脈瘤
Oリング
スライド筒
Oリング

静脈瘤を吸引する

シリンジ内の空気を注入し
スライド筒によりOリングを
押し出し結紮する

結紮された
静脈瘤

- 待機的治療：食道下端から中部にかけて連続的にOリング（小さな輪ゴム）で結紮する
- 止血予防：静脈瘤が破裂し急性出血をきたしている患者に止血目的で出血点をOリングで結紮する場合がある

（文献3, p.167）

■ EIS

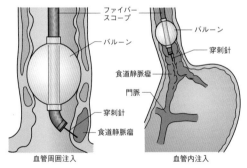

ファイバースコープ
バルーン
バルーン
穿刺針
食道静脈瘤
門脈
穿刺針
食道静脈瘤

血管周囲注入

血管内注入

- 内視鏡で静脈瘤を確認しながら，X線透視下で硬化剤を注射針で注入し，血栓化させて静脈瘤を固めていく

（文献2, p.49）

■ EISで使用する硬化剤[3]

モノエタノールアミン（オルダミン®）	・EO：ethanolamine oleate法 で使用 ・水溶性造影剤と混和して使用し，静脈瘤内に投与することで静脈瘤内に血栓をつくる
ポリドカノール（ポリドカスクレロール）	・EO＋AS：Aethoxysklerol®法，Cyanoacrylate法で使用 ・静脈瘤の再発防止例に使用し，オルダミン®で血栓化した静脈瘤血管の周囲粘膜に注入し，残存細血管の完全消失をはかる
n-ブチル-2-シアノアクリレート（ヒストアクリル®）	・胃静脈瘤の出血例に使用 ・組織瞬間接着剤であり，血液や組織と接触するとただちに固まる性質がある

■ ケアのポイント（EVL）[3]

内視鏡の基本的なケアのポイントは，上部内視鏡検査（p.64）を参照.

治療前

・患者用のマウスピースは，EVLデバイスのオーバーチューブを固定できるように専用のものを使う

治療中

・オーバーチューブは内視鏡よりも太いため，患者の下顎を挙上し咽頭をできる限り伸展させた状態で挿入し，マウスピースを手でしっかりと固定する

治療後

・術直後にOリングが外れて再出血をきたす可能性があるため，吐物や排泄物の性状を確認する
・誤嚥性肺炎や処置に伴う縦隔炎の可能性があるため，酸素濃度の低下，発熱や胸痛の出現の有無について観察する

■ケアのポイント（EIS）[3]

内視鏡の基本的なケアのポイントは，上部内視鏡検査
（p.64）を参照．

治療前

・食道・胃内に多量の出血があるなど全身状態が不良な患者
　が多いため，補液や輸血を行う

治療中

・血圧低下，不整脈，呼吸抑制，低酸素血症，食道損傷，
　アナフィラキシーなどの合併症に注意し，全身状態を観察
　する

治療後

・治療後3時間はベッド上安静とする
・術後出血，食道穿孔，縦隔炎，肺炎，肺塞栓，門脈血栓，
　脳出血，腎機能障害などの合併症が起きる可能性があるた
　め，以下の症状について注意する
　・発熱：感染の可能性
　・出血：処置後の吐血，黒色便
　・疼痛：食道損傷，食道裂孔，縦隔炎の可能性
　・呼吸困難感：誤嚥性肺炎や肺への硬化剤の流入による
　　肺塞栓の可能性
　・意識障害・めまい・ふらつき：処置に伴う脳出血・脳梗塞
　　の可能性，肝機能低下による高アンモニア血症の可能性
　・嚥下困難：後期の合併症として食道狭窄を呈する可能性
　・尿量：オルダミン®の全身への流出により，ヘモグロビン
　　尿を呈し腎不全を誘発することがある

Memo

消化器内視鏡手術のケア

4 内視鏡下小腸狭窄拡張術（EBD）

- X線透視下で，小腸の狭窄部位を小腸バルーン内視鏡（シングルバルーン，ダブルバルーン）を用いて，鉗子孔から出した拡張用バルーン（処置具）で拡げる治療法．
- 経口ルートと経肛門ルートがあり，組み合わせることにより小腸すべての観察が可能．

■適応と禁忌 [3)]

適応	・術後の吻合部狭窄，クローン病による小腸狭窄 ・虚血性小腸炎後狭窄 ・NSAIDs関連小腸潰瘍による瘢痕狭窄など
禁忌	・狭窄の長さが5cm以上 ・狭窄部位の高度屈曲 ・腸管と腸管の高度な癒着 ・深い潰瘍を伴う狭窄 ・狭窄部位の手前にある高度な消化管の拡張など

Memo

■ダブルバルーン小腸内視鏡

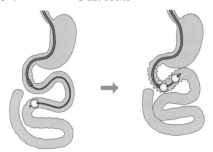

- 内視鏡を進め，先端にあるバルーンを膨らませて，固定する

- 固定した位置までオーバーチューブを進め，2つめのバルーンを膨らませチューブを手前に引っ張ると小腸が縮んでくる．これを繰り返して深部まで観察する

(文献2，p.201)

■ケアのポイント（EBD）

治療前

・経口ルートでは上部内視鏡，経肛門ルートでは下部内視鏡に準じた前処置を行う
・拡張バルーンおよび小腸内視鏡のバルーンに漏気がないかチェックする

治療中

・バルーン拡張中の過度の痛みは，穿孔による可能性があるため注意する

治療後

・消化管穿孔や出血，誤嚥性肺炎，急性膵炎などの合併症がないか，腹部所見や全身症状に注意する
・治療当日は禁食とする
・数日間は腸管の浮腫があるため，成分栄養剤や低残渣の流動食から開始する

消化器がんの
薬物療法・
放射線療法

食道がんの薬物療法

■主なレジメン

【術前薬物療法】
5-FU（フルオロウラシル）＋CDDP（シスプラチン）
＋DTX（ドセタキセル）（DCF療法）
【薬物療法】
・1次治療
　・5-FU（フルオロウラシル）＋CDDP（シスプラチ
　　ン）＋ペムブロリズマブ（キイトルーダまたはニ
　　ボルマブ（オプジーボ）
　・ニボルマブ＋イピリムマブ
　・FP療法
　・FOLFOX療法
・2次治療
　・パクリタキセル（PTX）
　・ドセタキセル
　　1次でニボルマブ未使用の場合
　・ニボルマブ
【緩和的薬物療法】
　・外来で行うことが多い．パクリタキセルやドセタ
　　キセル（点滴）
　・FP療法
　・S-1内服

■DCF療法のスケジュール・副作用

day	1 2 3 4 5 6 7 8…	22 ～ 26…	43 ～ 47
フルオロウラシル	⇦5日間⇨	⇦5日間⇨	⇦5日間⇨
シスプラチン	⇩	⇩	⇩
ドセタキセル	⇩	⇩	⇩
注意すべき副作用	骨髄抑制，悪心・嘔吐，食欲不振，便秘，下痢，口内炎		

■FP療法のスケジュール・副作用

5-FU＋CDDP療法（FP療法）

〈薬物療法〉

day	1 2 3 4 5 6 7 8… 15… 22…	28
フルオロウラシル	⇦5日間⇨	
シスプラチン	⇩	
注意すべき副作用	悪心・嘔吐，食欲不振，口内炎，骨髄抑制（白血球減少，貧血など），腎機能障害	

緩和的薬物療法の場合：4週間1サイクル

〈化学放射線療法〉

day	1 2 3 4 5 6 7 8… 15… 22…	28
フルオロウラシル	⇦4日間⇨	
シスプラチン	⇩	
放射線治療	⇩⇩⇩⇩⇩　⇩⇩… ⇩⇩… ⇩⇩…	
注意すべき副作用	悪心・嘔吐，食欲不振，口内炎，骨髄抑制（白血球減少，貧血など），腎機能障害　心嚢液貯留，放射線肺臓炎，胸水貯留，食道炎	

（文献3，p.126）

Memo

胃がんの薬物療法

■主なレジメン

【術後補助薬物療法】
- S-1 (テガフール・ギメラシル・オテラシルカリウム配合剤) 単独療法
- S-1＋DTX (ドセタキセル) 併用療法
- Cape (カペシタビン) ＋OHP (オキサリプラチン) 併用療法

【薬物療法】
- 1次治療
  HER2陰性
  - FOLFOX療法＋ニボルマブ
  - カペシタビン＋オキサリプラチン (CapeOX療法) ＋ニボルマブ
  - S-1＋CDDP (シスプラチン) 併用療法 (SP療法)
  - S-1＋OHP併用療法 (SOX療法) ＋ニボルマブ
  HER2陽性
  - SOX療法＋トラスツズマブ
  - SP療法＋トラスツズマブ
- 2次治療
  PTX (パクリタキセル) (またはアルブミン懸濁型パクリタキセル) ＋ラムシルマブ併用療法
- 3次治療以降
  HER2陰性
  FTD/TPI (トリフルリジン・チピラシル塩酸塩), IRI (イリノテカン)

HER2陽性
- **トラスツズマブ デルクステカン (エンハーツ)**
- **ニボルマブ**
- **トリフルリジン・チピラシル塩酸塩 (ロンサーフ)**
- **イリノテカン**

■ SOX療法のスケジュール・副作用

day	1 2 3 4 5 6 7 8... 15... 21
S-1	⛁⛁⛁⛁⛁⛁⛁⛁ ...14日間
オキサリプラチン	⬇
注意すべき副作用	悪心・嘔吐,食欲不振,口内炎,下痢,骨髄抑制(白血球減少,血小板減少など),末梢神経障害,アレルギー反応

3週間1サイクル

(文献3, p.128)

■ PTX (パクリタキセル) +ラムシルマブ併用療法のスケジュール・副作用

day	1 2 3 4 5 6 7 8... 15... 21... 28
パクリタキセル	⬇ ⬇ ⬇
ラムシルマブ	⬇ ⬇
注意すべき副作用	悪心・嘔吐,食欲不振,骨髄抑制(白血球減少,血小板減少など),脱毛,末梢神経障害,高血圧,蛋白尿,出血,血栓症

4週間1サイクル

(文献3, p.128)

Memo

大腸がんの薬物療法

■主なレジメン

【術後補助薬物療法】
- Cape（カペシタビン）単独療法
- 5-FU（フルオロウラシル）＋OHP（オキサリプラチン）併用療法
- Cape＋OHP併用療法（XELOX療法）

【薬物療法　1次治療および2次治療】
- 基本的なレジメン
  フッ化ピリミジン製剤（5-FU, S-1, Cape），OHP，IRI（イリノテカン）の組み合わせ
  ［組み合わせ例（RAS/BRAF遺伝子検査や原発巣占居部位（右側/左側）を考慮）］
  FOL（フォリン酸，レボホリナート）＋5-FU＋OHP併用療法（FOLFOX療法）
  Cape＋OHP併用療法（CAPOX療法）
  FOL＋5-FU＋IRI（FOLFIRI療法）
  FOL＋5-FU＋OHP＋IRI（FOLFOXIRI療法）
- 併用が考慮される薬剤
  分子標的薬：ベバシズマブ（抗VEGF抗体），ラムシルマブ（抗VEGFR2抗体），アフリベルセプトベータ（VEGF阻害薬），セツキシマブ（抗EGFR抗体），パニツムマブ（抗EGFR抗体）
  ※RAS/BRAF遺伝子変異陽性の場合，抗EGFR抗体薬は効果が得られない可能性が高い

■FOLFOX＋ベバシズマブ療法のスケジュール・副作用

day	1 2 3 4... 14
ベバシズマブ	⬇
オキサリプラチン	⬇
レボホリナート	⬇
フルオロウラシル急速静注	⬇
フルオロウラシル持続静注	46時間
注意すべき副作用	悪心・嘔吐，食欲不振，口内炎，骨髄抑制，末梢神経障害，高血圧，蛋白尿，出血，血栓症，アレルギー

2週間1サイクル

＊FOLFOXIRI療法の場合はFOLFOX療法の1日目にイリノテカンが加わり，フルオロウラシルの急速静注がなくなる．

(文献3, p.130)

■FOLFIRI＋セツキシマブ/パニツムマブ併用療法のスケジュール・副作用

day	1 2 3 4... 8 14
セツキシマブ／パニツムマブ	⬇ ⬇ セツキシマブのみ
イリノテカン	⬇
レボホリナート	⬇
フルオロウラシル急速静注	⬇
フルオロウラシル持続静注	46時間
注意すべき副作用	悪心・嘔吐，食欲不振，口内炎，骨髄抑制，下痢，脱毛，ざ瘡様皮疹，爪囲炎，皮膚乾燥，インフュージョンリアクション

2週間1サイクル

(文献3, p.130)

肝細胞がんの薬物療法

■主なレジメン

【薬物療法】

外科的切除やラジオ波焼灼などの局所療法，肝動脈化学塞栓療法（TACE）が適応とならず，かつ肝予備能が良好な患者

・1次治療

　分子標的治療薬：アテゾリズマブ（免疫チェックポイント阻害薬）＋ベバシズマブ（抗VEGF抗体）併用療法

　※自己免疫性疾患などの併存疾患のため，この療法が適さない場合は，分子標的治療薬（小分子マルチキナーゼ阻害薬）のソラフェニブトシル酸塩またはレンバチニブメシル酸塩による治療

・2次治療

　分子標的治療薬：レゴラフェニブ水和物（小分子マルチキナーゼ阻害薬），ラムシルマブ（抗VEGFR2抗体）

　※ラムシルマブはαフェトプロテイン（AFP）値が400ng/mL以上の患者

　カボザンチニブ（マルチキナーゼ阻害薬）

　※ソラフェニブまたはレンバチニブが効かなくなった場合

■アテゾリズマブ＋ベバシズマブ併用療法のスケジュール・副作用

day	1 2 3 4...	21
アテゾリズマブ	⇩	
ベバシズマブ	⇩	
注意すべき副作用	脳炎，甲状腺機能障害，間質性肺炎，肝機能障害，副腎障害，腎障害，筋炎，大腸炎，神経障害，皮膚障害（皮疹，かゆみ），高血圧，出血（鼻，歯茎など），血栓（深部静脈血栓など），タンパク尿，消化管穿孔	

3週間1サイクル

5 胆道がんの薬物療法

■主なレジメン

【薬物療法】※術前・術後補助薬物療法の有用性は確立されていない

- 1次治療
  GEM（ゲムシタビン）＋CDDP（シスプラチン）併用療法（GC療法）
  GEM＋S-1（テガフール・ギメラシル・オテラシルカリウム配合剤）併用療法（GS療法）
  GEM＋CDDP＋S-1（GCS）療法
- 2次治療
  ※有用性は示されていない
  ・GEM単独療法
  ・S-1単独療法
  1次治療でGC療法が選択された場合はS-1単独療法を行うことが多い

■GC療法，GCS療法のスケジュール・副作用

〈GC療法〉

day	1 2 3 4 5 6 7 8... 　　　　15... 　　　21
ゲムシタビン	⇩ ⇩
シスプラチン	⇩ ⇩
注意すべき副作用	悪心・嘔吐，食欲不振，骨髄抑制（白血球減少，貧血，血小板減少），間質性肺炎

3週間1サイクル

〈GCS療法〉

day	1 2 3 4 5 6 7 8... 　　　14
ゲムシタビン	⇩
シスプラチン	⇩
S-1	⥥⥥⥥⥥⥥⥥⥥ 7日間
注意すべき副作用	悪心・嘔吐，食欲不振，口内炎，下痢，骨髄抑制（白血球減少，貧血，血小板減少），間質性肺炎

2週間1サイクル

(文献3，p.135)

6 膵がんの薬物療法

■主なレジメン

> 【術後補助薬物療法】
> **S-1（テガフール・ギメラシル・オテラシルカリウム配合剤）単独療法**
> 【薬物療法】
> ・1次治療
> ・**GEM（ゲムシタビン）＋nab-PTX（ナブパクリタキセル）併用療法**
> ・2次治療以降
> ・**FOL（フォリン酸，レボホリナート）＋5-FU（フルオロウラシル）＋OHP（オキサリプラチン）＋IRI（イリノテカン）併用療法（FOLFIRINOX療法）**
> ・**リポソーマルイリノテカン＋5FU＋LV（ロイコボリン）（Nal-IRI/FL療法）**
> ・**GEM単独療法**　　　・**S-1単独療法**

■GEM＋nab-PTX療法・FOLFIRINOXのスケジュール・副作用

〈GEM+nab-PTX療法〉

day	1 2 3 4 5 6 7 8…　　　15…　　　21…　　　28
ゲムシタビン	⇩　　　　　⇩　　　　　⇩
ナブパクリタキセル	⇩　　　　　⇩　　　　　⇩
注意すべき副作用	悪心・嘔吐，食欲不振，骨髄抑制（白血球減少，血小板減少など），脱毛，末梢神経障害，間質性肺炎

4週間1サイクル

〈FOLFIRINOX療法〉

day	1 2 3 4…　　　　　　　　　14
オキサリプラチン	⇩
イリノテカン	⇩
レボホリナート	⇩
フルオロウラシル急速静注	⇩
フルオロウラシル持続静注	46時間
注意すべき副作用	悪心・嘔吐，食欲不振，口内炎，骨髄抑制，脱毛，下痢，末梢神経障害，アレルギー

2週間1サイクル

　　　　　　　　　　　　　　　　（文献3，p.136）

7 薬物投与時のケア

■抗がん薬投与量の確認

・体表面積，もしくは体重を基準として算出される．

・カルボプラチンの場合は糸球体濾過量（GFR）と血中濃度時間曲線下面積（AUC）から算出される．

【体表面積（DuBoisの式）】
体表面積（cm²）＝体重（kg）$^{0.425}$×身長（cm）$^{0.725}$×71.84

【カルボプラチンの場合（Calvertの式）】
カルボプラチン投与量（mg）＝AUC（mg/mL・min）×（GFR［mL/min］＋25）

■パフォーマンス・ステータス（PS）

目的：投与前の患者状態の確認

通常，PS 0〜2が抗がん薬投与の適応

grade	全身状態（performance status）
0	無症状で社会活動ができ，制限を受けることなく，発症前と同様にふるまえる
1	軽度の症状があり，肉体労働は制限を受けるが，歩行，軽労働，座業はできる．たとえば軽い家事，事務など
2	歩行や身のまわりのことはできるが，ときに少し介助がいることもある．軽労働はできないが，日中の50％以上は起居している
3	身のまわりのある程度のことはできるが，しばしば介助がいり，日中の50％以上は就床している
4	身のまわりのこともできず，常に介助を要し，終日就床を必要としている

注：この基準は全身状態の指標であり，局所症状のために活動性が制限されている場合は，臨床的に判断する．

薬物療法の副作用

■殺細胞性抗腫瘍薬の主な副作用と出現時期

主な副作用	出現時期
血管外漏出による皮膚障害（発赤,腫脹,痛みなど）	投与開始から当日中
急性末梢神経障害（寒冷刺激）	投与開始から当日中
過敏症・アナフィラキシーショック（血圧低下,高血圧,呼吸困難,心電図異常,発熱,咽頭不快,倦怠感など）	投与開始から数日
急性悪心・嘔吐	投与開始から数日
腫瘍崩壊症候群（腎機能の悪化,腎不全,意識障害,血圧低下など）	投与開始から数日
倦怠感	投与開始から1か月
下痢,便秘	投与翌日から1か月
遅発性悪心・嘔吐,食欲低下	投与翌日から1か月
口内炎	投与後1週間から1か月
汎血球減少	投与後1週間から1か月
感染	投与後1週間から1か月
腎機能障害	投与後1週間から1か月
浮腫	投与後1週間から1か月
脱毛	投与後数週間から治療終了後しばらく続く
肝機能障害	投与1週間から治療終了後も続く
心機能障害	投与1週間から治療終了後も続く
間質性肺炎,肺臓炎など	投与1週間から治療終了後も続く
末梢神経障害（四肢のしびれ）	投与1週間から治療終了後も続く
性機能障害（月経停止,卵巣欠落症状,精子減少,性欲減退など）・不妊	投与1週間から治療終了後も続く

（文献7, p.163をもとに作成）

■分子標的治療薬の主な副作用

分類	主な副作用
EGFR阻害薬	皮膚障害(ざ瘡様皮疹),下痢,間質性肺炎など
ALK阻害薬	味覚障害,悪心・嘔吐,浮腫,下痢,間質性肺炎など
BCR-ABL阻害薬	悪心・嘔吐,肝機能障害,下痢,体液貯留など
BRAF阻害薬	関節痛,末梢性浮腫,肝機能障害,二次発がんなど
MEK阻害薬	疲労,悪心,心機能障害,肝機能障害など
BTK阻害薬	骨髄抑制,発疹,下痢など
JAK阻害薬	骨髄抑制,下痢,肝機能障害など
マルチキナーゼ阻害薬	手掌足底感覚異常症,高血圧,出血,下痢など
mTOR阻害薬	骨髄抑制,発疹,末梢神経障害,下痢など
CDK4/6阻害薬	下痢,悪心・嘔吐,脱毛,間質性肺炎など
プロテアソーム阻害薬	末梢神経障害,骨髄抑制,悪心・嘔吐,発疹など
VEGF阻害薬	下痢,口内炎,高血圧,出血,タンパク尿,血栓塞栓症など
抗体薬	インフュージョンリアクション,腫瘍崩壊症候群,骨髄抑制など

(文献7,p.169)

■過敏症・インフュージョンリアクションに注意を要する主ながん薬物療法薬

薬剤（商品名）	好発時期
パクリタキセル （タキソール，パクリタキセル）	・初回，2回目投与時 ・投与開始10分以内
ドセタキセル （タキソテール，ワンタキソテール，ドセタキセル）	・初回，2回目投与時 ・投与開始数分以内
カバジタキセル （ジェブタナ）	・初回，2回目投与時 ・投与開始数分以内
L-アスパラギナーゼ （ロイナーゼ）	・2回目以降 ・筋肉内注射：30分以内 　脈内注射：数分以内
カルボプラチン （パラプラチン，カルボプラチン）	・複数回投与後（6〜8回を超えると注意）
シスプラチン （ランダ，シスプラチン）	・投与開始後数分以内
オキサリプラチン （エルプラット，オキサリプラチン）	・複数回投与後（6〜8回を越えると注意） ・投与開始後30分以内に発現するリスクが高い
ドキソルビシン塩酸塩リポソーム（ドキシル）	・初回投与時 ・投与開始後30分以内
ブレオマイシン （ブレオ）	・初回，2回目投与時
メトトレキサート （メソトレキサート）	・投与開始6〜12時間
リツキシマブ （リツキサン，リツキシマブBS）	・初回投与時 ・投与開始後30分〜2時間より24時間以内 ・投与速度を上げた直後から30分以内

■過敏症・インフュージョンリアクションに注意を要する主ながん薬物療法薬（つづき）

薬剤（商品名）	好発時期
トラスツズマブ（ハーセプチン，トラスツズマブBS）	・初回投与時 ・投与中〜投与開始後24時間以内
セツキシマブ（アービタックス）	・初回投与中および投与後1時間以内（2回目以降に発現することもある）
ベバシズマブ（アバスチン）	・初回投与〜4週間以内の投与に多い
テムシロリムス（トーリセル）	・投与後24時間以内
ゲムツズマブオゾガマイシン（マイロターグ）	・初回投与時 ・投与中および投与後4時間
モガムリズマブ（ポテリジオ）	・初回投与時 ・投与開始後8時間以内
アレムツズマブ（マブキャンパス）	・投与開始から1週間以内
エロツズマブ（エムプリシティ）	・初回，2回目投与時
ダラツムマブ（ダラザレックス）	・初回投与時 ・投与開始から80〜90分後
ブリナツモマブ（ビーリンサイト）	・初回投与時
オビヌツズマブ（ガザイバ）	・初回投与時 ・投与中〜投与開始後24時間以内
ニボルマブ（オプジーボ）など免疫チェックポイント阻害薬	・初回が多いが，2回目以降も発現することがある

（文献7，p.221-222）

■免疫チェックポイント阻害薬 免疫関連有害事象（irAE）

分類	症状
皮膚障害	皮疹、発疹、皮膚炎、瘙痒症、紅斑、白斑、脱毛症、乾燥肌、斑状丘疹状皮疹、スティーブンス‐ジョンソン症候群など
肺障害	咳、呼吸困難、胸水、間質性肺炎、胸膜炎、肺臓炎など
肝・胆・膵障害	肝機能障害（AST・ALTの上昇、γ-GTPの上昇、総ビリルビン値上昇）、アミラーゼ上昇、リパーゼ上昇、膵炎、胆管炎、肝炎など
胃腸障害	下痢、血便、大腸炎、回腸炎、悪心・嘔吐、腹痛、便秘、胃食道逆流症、出血性腸炎
心血管系障害	心筋炎、心膜炎、血管炎、虚血性心疾患、不整脈、心不全、静脈血栓症、胸部圧迫感、脈拍異常など
腎障害	腎炎、血中クレアチニン上昇、血中尿素窒素上昇、腎不全、自己免疫性腎炎、むくみなど
神経・筋・関節障害	末梢性ニューロパチー、ギラン・バレー症候群、末梢性運動ニューロパチー、視神経炎、自己免疫性脳炎、筋炎、髄膜炎、脳炎、筋無力症、関節炎、皮膚筋炎、無症候性血清クレアチニンキナーゼ上昇など
内分泌障害	1型糖尿病、劇症1型糖尿病、ケトアシドーシス、下垂体機能低下症、下垂体炎、リンパ球性下垂体炎、副腎皮質機能低下症（無気力、易疲労感など）、甲状腺機能異常症（甲状腺中毒症、甲状腺機能低下症、甲状腺機能亢進症など）
眼障害	ぶどう膜炎、結膜炎、末梢潰瘍性角膜炎、強膜炎、上強膜炎、眼瞼炎、網膜炎、ドライアイなど
その他	サイトカイン放出症候群、溶血性貧血、血小板減少症、血友病など

[（日本臨床腫瘍学会がん免疫療法ガイドライン改訂版作成ワーキンググループ：2. 免疫チェックポイント阻害薬の副作用管理. がん免疫療法ガイドライン、第2版（日本臨床腫瘍学会編）、p22-74、金原出版、2019をもとに作成）（文献7、p.175）]

9 消化器がんの放射線療法

■消化器がんに対する放射線療法の適応

がん腫	ステージ	説明
食道がん	ステージ Ⅰ～Ⅳ	切除不能の場合，取り残しのある場合に，放射線治療単独もしくは化学（抗がん薬併用）放射線療法を行う
胃がん	緩和治療	病巣増大による狭窄や出血抑制目的に行う
膵臓がん	ステージ Ⅱ～Ⅲ	切除不能の場合，化学放射線療法を行う
	緩和治療	がんの周囲組織への浸潤に伴う背部痛に対して行う
胆嚢がん，胆管がん	ステージ Ⅰ～Ⅲ	切除不能の場合，化学放射線療法を行う
直腸がん	ステージ Ⅱ～Ⅲ	術後の再発抑制や術前の腫瘍量減量，肛門温存を目的として放射線治療を行う
肛門管がん	ステージ Ⅰ～Ⅲ	化学放射線療法を行う
肝臓がん	ステージ Ⅰ～Ⅲ	切除，穿刺不能の場合，体幹部定位放射線治療を行う

（文献3，p.146）

Memo

123

■放射線療法における副作用

照射部位	副作用	時期	治療法
全脳照射	脱毛	急性期	—
	中耳炎	急性期	耳鼻科にて洗浄
	認知症	慢性期	—
脳定位照射	円形脱毛	急性期	
頭頸部への照射	唾液低下	急性期	人工唾液, 口腔内洗浄
	味覚障害	急性期	—
	口腔内乾燥	急性期〜慢性期	歯科にて口腔内洗浄
	う歯	慢性期	歯科にてう歯洗浄
	口内炎	急性期	歯科にて口腔内洗浄
食道への照射	食道炎	急性期	粘膜保護薬
	肺臓炎	亜急性期	ステロイド
胃への照射	胃炎, 胃潰瘍	急性期	制酸薬, 粘膜保護薬
	食欲不振	急性期	食欲増進剤
膵臓への照射	十二指腸炎, 十二指腸潰瘍	急性期	制酸薬, 粘膜保護薬
肝臓への照射	肝機能障害	亜急性期	—
直腸への照射	下痢	急性期	整腸剤, 止瀉薬
	膀胱炎 (頻尿)	急性期	—
陰部, 肛門への照射	皮膚炎, 粘膜炎	急性期	塗薬 (ステロイド等)

急性期：放射線治療開始後2〜3週〜治療終了後1か月程度 (一過性の副作用であり, 原則対症療法の適応となる)

亜急性期：放射線治療開始後3〜6か月程度

慢性期：放射線治療開始後1年以降 (一度起きると難治性である)

(文献3, p.147)

第 **6** 章

消化器系の
処置とケア

1 **胃管の管理**

- 経鼻から胃チューブを胃に挿入し，胃の内部に到達する経路を確保する．
- 目的：イレウス・上部消化管閉塞・胃排出遅延・上部消化管穿孔・消化管手術後の減圧（ドレナージ），嘔吐予防，胃液採取検査，経口摂取が不可能な際の内服薬の投与・栄養剤の注入など

■挿入時のポイント

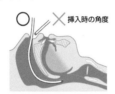

挿入時の角度

- 胃管の先端に潤滑ゼリーを塗布し，挿入しやすくする
- 先端が咽頭に到達したら嚥下をしてもらう（唾液を飲み込むとき喉頭蓋は閉じて食道が開く）

(文献8，p.111)

■胃チューブの固定

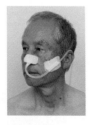

- 鼻翼に負担をかけないことが重要
- 頬部と衣服の部分の2カ所で固定を行い，事故抜去を防止

(文献3，p.193)

■経鼻胃管留置の確認方法

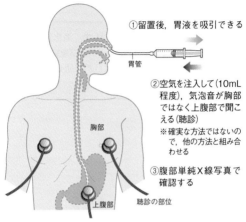

①留置後，胃液を吸引できる

胃管

②空気を注入して（10mL 程度），気泡音が胸部 ではなく上腹部で聞こ える（聴診）
※確実な方法ではないの で，他の方法と組み合 わせる

③腹部単純X線写真で 確認する

胸部

上腹部

聴診の部位

(文献8, p.110)

■ドレナージ中の観察ポイント[3]

- 性状の確認（色，粘稠度，臭い）→出血，胆汁， 腸液，便汁，食物残渣の確認
- 排液量が多い場合→脱水傾向になるため補液を 追加
- 排液量が少ない場合→チューブトラブルの可能性 を考慮し，閉塞がないかどうかを確認

消化器系の処置とケア

2 イレウスチューブの管理

- 腸閉塞・イレウスの患者に対して，消化管の減圧や排液を行うことを目的に，チューブを挿入する．
- 挿入経路：経鼻，経肛門（肛門に近い結腸に大腸がんなどによる狭窄がある場合）

■経鼻的挿入

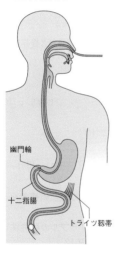

幽門輪

十二指腸

トライツ靱帯

- 必ずX線透視下で実施される
- 最も難しい幽門輪の通過を容易にするため，内視鏡を併用することもある（特に経鼻内視鏡が有用である）
- イレウスチューブを，トライツ靱帯を超えて空腸まで挿入する

（文献3，p.197）

■経肛門的挿入

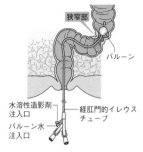

● 狭窄部の口側で
バルーンを膨ら
まして固定する

（文献3，p.198）

■イレウスチューブ（経鼻）の固定方法

● チューブに余裕を
もたせる
● 頬部に固定

● 鼻翼，頬部に固定
● 鼻先が引き込まれるよ
うになったら鼻翼側の
固定をやめる
● チューブが目的の場所
に移動したら，左図a
のようにたるませて頬
部のみ固定

（文献3，p.198）

■ドレナージ中の観察ポイント[3]

● 血性の排液→絞扼性イレウスの可能性
［経肛門的挿入の場合］
● 蠕動によるチューブの移動→固定を調整する

消化器系の処置とケア

3 経皮経肝的胆管ドレナージ (PTCD)・経皮経肝的胆嚢ドレナージ (PTGBD)

【PTCD】
- 内視鏡的に解除不可能な閉塞性黄疸や胆管狭窄の解除（減黄）を目的に行われる.

【PTGBD】
- 急性胆嚢炎, PTCD留置困難例に対して行われる.

■経皮経肝的胆管ドレナージ (PTCD)

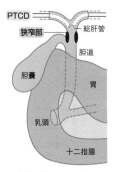

PTCDドレナージチューブの挿入部位

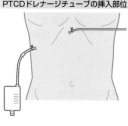

- 超音波ガイド下で穿刺部位を決定する
- ドレナージチューブには, 側孔を追加したり, 胆管の形状に合わせて側孔の形をつくり用いるものと, もともと側孔のついているものがある
- 先端にバルーンがついているものもある
- 皮膚〜腹壁〜肝臓を経由して肝内胆管にドレナージチューブを留置
- 左肝の胆管穿刺の場合は心窩部から, 右肝の胆管穿刺の場合は右肋間から行う

（文献3, p.128）

■経皮経肝的胆嚢ドレナージ（PTGBD）

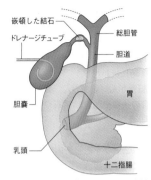

嵌頓した結石
ドレナージチューブ
総胆管
胆道
胆嚢
胃
乳頭
十二指腸

- 急性胆嚢炎の主な原因は胆嚢結石による胆嚢管の閉塞
- 超音波ガイド下で穿刺部位を決定する
- 右肋間の皮膚より肝臓経由にて胆嚢を穿刺し，胆嚢内にドレーンを留置

（文献3，p.202）

■ドレナージ中の観察ポイント[3]

- 胆汁量・色調をチェックする
  黄色透明：正常
  胆泥・胆砂が混入する場合や無色透明の場合などは胆嚢炎に伴う異常である
  急激な胆汁量の減少・緑色への変化：何らかの異常が生じている可能性，閉塞・感染をまず除外する必要がある
- カテーテルの逸脱に注意し，X線検査にて位置を確認する

4 内視鏡的経鼻胆道ドレナージ（ENBD）・内視鏡的逆行性胆道ドレナージ（ERBD）

- 胆道の閉塞・狭窄を解除し胆汁のうっ滞を解除する目的で，内視鏡的逆行性膵胆管造影検査（ERCP）時に行われる．
- 適応：胆管がん，胆嚢がん，膵がんなどの腫瘍による胆管の狭窄や閉塞，結石や炎症による胆管の狭窄や閉塞

【ENBD】
- 経鼻的にチューブを総胆管内に挿入し，胆汁を鼻から体外に出す外瘻術．

【ERBD】
- 胆道閉塞に対して内視鏡的に行われる内瘻術．

■ 内視鏡的経鼻胆道ドレナージ（ENBD）

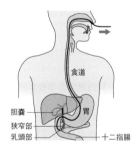

食道
胆嚢
狭窄部
乳頭部
胃
十二指腸

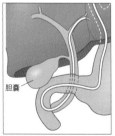

胆嚢

● 胆管内に留置したチューブによって胆汁を，胆管→十二指腸→胃→食道→鼻腔と誘導し，経鼻的に体外に排泄する

（文献9，p.97を改変）

■ENBDチューブの固定法

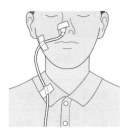

- 鼻翼・胸部・頸部の3点を
テープでしっかりと固定する

（文献10, p.123）

■内視鏡的逆行性胆道ドレナージ（ERBD）

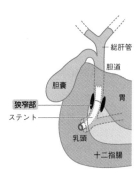

総肝管
胆道
胆嚢
胃
狭窄部
ステント
乳頭
十二指腸

- 胆管内にステント（プラス
チック・金属）を留置し、
胆汁を腸内に流出させる
- ステントは病態や胆管の
性状に合わせて選択さ
れる

（文献8, p.127）

Memo

■ステントの種類

	内径	開存期間	交換	コスト
プラスチックステント	最大で4mm弱(11.5Fr)	短い	容易	安価
メタリックステント(uncovered type)	6〜10mm	長い	不可能	高価
メタリックステント(covered type)	6〜10mm	長い	早期なら可能	高価

(文献3, p.212)

■ドレナージ中の観察ポイント[3]

【ENBD】
- 正常であれば，排液は澄んだ黄色(山吹色)を呈する
- 排液が透明な腸液様に変化・急激な排液量の変化→逸脱や閉塞などの可能性

【ERBD】
- 良好であれば，胆汁が十二指腸に排泄され，便の色が正常化していく
- 閉塞しやすいため，腹部膨満感，食欲不振，黄疸，発熱(胆管炎)などの症状の出現に注意する

Memo

5 SBチューブ管理

- 食道静脈瘤の出血の際，先端にバルーンが付いたSB（Sengstaken Blakemore）チューブを用いて止血する.
- 第一選択はEVL，EISだが，緊急処置として施行されることがある.
- 48時間以上の使用は治療効果より合併症のリスクのほうが高くなるため，通常は24時間観察し，出血がないことを確認したあと，抜去する.

■SBチューブの構造

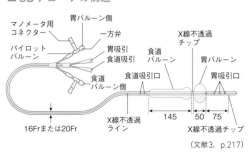

（文献3, p.217）

Memo

■SBチューブによる止血法

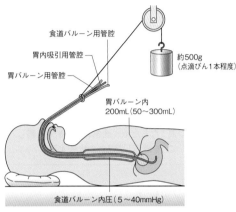

食道バルーン用管腔

胃内吸引用管腔

胃バルーン用管腔

約500g
（点滴びん1本程度）

胃バルーン内
200mL（50〜300mL）

食道バルーン内圧（5〜40mmHg）

- できる限りX線透視下で行う
- 経口もしくは経鼻で挿入する

（文献2, p.50）

■主な合併症と対策[3]

誤嚥，誤嚥性肺炎	・食道吸引を持続的に行う ・バイタルサインに問題がなければ，誤嚥防止のため，頭部を軽度挙上する ・口腔内の貯留物は吐き出させるか，口腔および鼻孔から適時吸引を行う
食道破裂，食道潰瘍，食道粘膜壊死	・6時間ごとに5〜10分バルーンの空気を抜き減圧し，粘膜の血流を確保する
肝炎ウイルス感染	・肝硬変の患者が多く，肝炎ウイルス感染者の可能性が高いため，感染に十分注意する

消化器系の処置とケア

経皮内視鏡的胃瘻造設術 (PEG)

- 内視鏡的に，腹壁と胃壁の間に瘻孔を形成する．
- 目的：栄養剤や薬剤の注入，胃内の減圧

■ PEGの適応[3]

- PEGの適応例
- ①経口的な嚥下・摂食困難例
  - 脳血管障害，認知症，神経筋疾患や頭部・顔面外傷のための摂食困難例
  - 咽頭喉頭，食道，胃噴門部狭窄のための通過障害例
- ②誤嚥性肺炎を繰り返す例
  - 摂食できてもしばしば誤嚥する例，経鼻胃管留置に伴う誤嚥
- ③減圧目的
  - 幽門狭窄，上部小腸閉塞

- PEGの不可能または困難例
- ①内視鏡が通過困難
  - 咽頭喉頭，食道，胃噴門部狭窄例
- ②穿刺が困難
  - 極度の肥満，著明な肝腫大，胃の腫瘍性病変，胃手術の既往，大量の腹水貯留
- ③穿刺によるリスク
  - 高度の出血傾向，全身状態不良例
- ④適応の問題
  - 生命予後不良例，非協力的な患者と家族

■PEGカテーテルの構造と種類

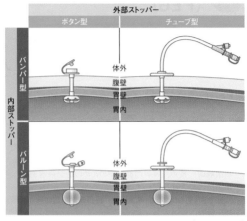

（文献3, p.222）

■ストッパーの特徴

ボタン型	・肌からの突出が少なく事故（自己）抜去が起こりにくい
チューブ型	・投与セットを接続せず経腸栄養ラインに接続でき，介護者の管理が容易（ADLの高い患者には不便）
バンパー型	・事故（自己）抜去が起きにくい
バルーン型	・交換が容易

Memo

■合併症と対策[2]

皮膚のただれ，潰瘍	・カテーテルの圧迫をゆるめて余裕をもたせる ・瘻孔周囲の生食洗浄を行い，皮膚を清潔に保つ ・皮膚保護パウダーなどの皮膚保護材を使用する
不良肉芽	・カテーテルの圧迫をゆるめて余裕をもたせる ・新しいカテーテルに交換する ・局所麻酔をして肉芽を焼灼または外科的に切除する
瘻孔感染	・カテーテルの圧迫をゆるめて余裕をもたせる ・抗菌薬を使用する
胃瘻周囲からの漏れ	・栄養剤を注入する速度をゆるめる ・注入と注入の間隔を長くとり，注入前にカテーテルからガス抜きをして減圧する
カテーテルの汚れや詰まり	・注射器でカテーテルをフラッシュしたり，専用のブラシで内腔を洗浄する ・カテーテルを新しいものと交換する
逆流と誤嚥	・栄養剤を注入する速度をゆるめる ・胃を圧迫する体位をとらないようにする ・胃瘻から空腸瘻に変更する ・栄養剤を固形化する
下痢と便秘	・栄養剤を注入する濃度，温度，速度を調節する ・整腸剤を併用する ・注入と注入の間隔を長くとり，注入前にカテーテルからガス抜きをして減圧する
自己（事故）抜去	胃瘻造設から2週間経過していない場合（瘻孔が完成していない可能性が高い）	・すべての注入を中止し，胃管を挿入し胃内容物を排液する ・瘻孔にドレーンや尿道カテーテルを挿入し，栄養剤を注入する速度をゆるめる ・腹膜炎を併発することが多い．その場合は抗菌薬で治療する．改善傾向がないときには外科的処置も考慮する
	胃瘻造設から2週間以上経過している場合（瘻孔が完成している）	・交換用カテーテルをすみやかに留置する ・交換用カテーテルがすぐ用意できないときは，尿道カテーテルなどで代用し，用意できしだい留置する（数時間で瘻孔は自然閉鎖してしまう）

7 CTガイド下腹腔ドレナージ（腹腔穿刺）

- CTガイド下で，腹腔を穿刺して腹腔内の液体貯留を経皮的に誘導する.
- 目的：膿瘍のドレナージなどの治療，腹腔内貯留液の性状の確認などの検査

■観察ポイント[3]

【穿刺時】
- 痛み・苦痛の有無
- 呼吸状態の変化，SpO_2
- バイタルサイン

【排液中】
- 患者の基礎疾患とそれに伴う症状
- バイタルサイン
- 呼吸状態
- 刺入部の状態（固定・周囲皮膚状態，わき漏れの有無）
- ルートの接続状況（閉塞や屈曲の有無）
- 排液の量・性状

■排液の肉眼的所見[3]

外見	原因疾患
血性	がん性腹膜炎，腹腔内出血
膿性	細菌性腹膜炎，腹腔内膿瘍
乳び性	リンパ瘻
胆汁様	胆汁瘻
粘液性，ゼリー状	腹膜偽粘液腫
淡黄色	肝硬変，がん性腹膜炎

消化器系の処置とケア

8 術後のドレーン管理
（食道がん，胃がん）

- 手術におけるドレーン留置の目的には，主に①情報収集，②予防，③治療がある．
- 早期離床の妨げとなることもあって，③治療以外を目的とするドレーンは不要とする考えもあり，ドレーン留置の適応も徐々に変化している．

■胃がん術後ドレーン挿入位置の例

術式：リンパ節郭清を伴う幽門側胃切除および胃全摘出

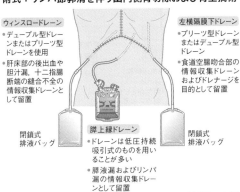

ウィンスロードレーン
- デュープル型ドレーンまたはプリーツ型ドレーンを使用
- 肝床部の後出血や胆汁漏，十二指腸断端の縫合不全の情報収集ドレーンとして留置

左横隔膜下ドレーン
- プリーツ型ドレーンまたはデュープル型ドレーン
- 食道空腸吻合部の情報収集ドレーンおよびドレナージを目的として留置

膵上縁ドレーン
- ドレーンは低圧持続吸引式のものを用いることが多い
- 膵液漏およびリンパ漏の情報収集ドレーンとして留置

閉鎖式排液バッグ

閉鎖式排液バッグ

(文献8, p.105)

※膵液関連以外は基本不要としている外科医もいるが，わが国では慣習的にドレーンをたくさん挿入する傾向にある

- 血性の滲出液→貧血の進行や血腫が疑われるときは，開創して血腫を除去し，早急に止血をする必要がある
- 多量の漿液性滲出液→血清タンパク，循環血漿量の低下，脱水などをきたすことがあるので，輸液による補給を行う
- 膿性の滲出液→逆行性の感染と吻合部の縫合不全の可能性
- 膵液漏→膵断端ドレーンの滲出液のアミラーゼが術後3日を経過しても数万単位以上の場合は，膵液漏を起こしている可能性が高い．すみやかに間欠持続吸引を行う

■食道がん術後ドレーン挿入位置の例

術式：右開胸・開腹・食道亜全摘術，左開胸・開腹・下部食道胃全摘術

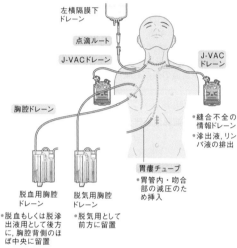

左横隔膜下ドレーン

点滴ルート

J-VACドレーン

J-VACドレーン

胸腔ドレーン

- 縫合不全の情報ドレーン
- 滲出液，リンパ液の排出

胃瘻チューブ
- 胃管内・吻合部の減圧のため挿入

脱血用胸腔ドレーン
- 脱血もしくは脱滲出液として後方に，胸腔背側のほぼ中央に留置

脱気用胸腔ドレーン
- 脱気用として前方に留置

(文献8, p.105)

【胸腔ドレーン】
- 排液量の急な減少→凝血塊やフィブリン塊によるドレーン詰まりの可能性
- 滲出液の量がなかなか減少しない場合・食事開始後に滲出液が白濁する場合(乳び)→胸管損傷の疑い

【頸部ドレーン】
- 血性の滲出液→血腫の形成の可能性
  ※頸部では少量の出血でも，ドレナージが悪く血腫を形成すると，気管を圧迫して呼吸困難をきたすことがある
- 漿液性滲出液の量が左側で多くなかなか減少しない→左静脈角付近で胸管を損傷している可能性
- 膿性の排液や挿入部の発赤や感染(吻合部ペンローズドレーンの場合)→吻合部の縫合不全の可能性

【腹部ドレーン】
- 血性・黒色・暗赤色の排液(胃瘻チューブ)→吻合部からの出血，急性胃粘膜病変の疑い

■胃がん術後のドレーン抜去[3]

ウィンスロードレーン	・排液量が少なければ第3病日に開放 ・細い動脈カテーテルを用いてドレーン内を吸引して，フィブリンによる閉塞がないこと，滲出液の貯留の少ないことを確認後，問題がなければそのまま抜去する
左横隔膜下ドレーン	・第3病日に開放 ・ドレーン内を吸引し，フィブリンによる閉塞がないこと，滲出液の貯留が少ないことを確認．排液のアミラーゼ値の上昇がなければ，第5病日から少しずつ抜き，第9病日には抜去する
膵断端ドレーン	・第5病日の膵液のアミラーゼ値が1,000単位以下であれば少しずつ抜き始め，経口摂取開始後，1日または2日で抜去する
吻合部ドレーン	・食道・空腸吻合部に不安がある場合は，第3病日の経口摂取開始までそのまま入れておく ・とくに問題がなければ，経口摂取開始後に抜き始め，第7病日までには抜去する

抜去後の観察点

・漿液性の滲出液がわずかにある場合，通常は自然に軽快するため，そのまま様子をみる
・抜去当日の発熱は通常，翌日には解熱するが，38℃以上の高熱や発熱が持続する場合は，感染や遺残膿瘍の可能性がある

Memo

■食道がん術後のドレーン抜去[3]

脱気用胸腔ドレーン	・空気が出ない場合は術翌日に抜去する
脱血用胸腔ドレーン	・滲出液量50〜100mLを目安に抜去する
頸部ドレーン	・吻合部ドレーンは，摂食開始後に2日かけて抜去 ・吻合部ドレーン以外は滲出液が少なくなれば，抜去可能
腹部ドレーン	・回腸・結腸挙上再建時に吻合部に予防的に挿入したドレーンは，術後4〜5日経過後，異常がなければ抜去可能 ・胃瘻チューブは，経口摂取開始後に抜去（吻合部狭窄などで，このルートから経腸栄養を行う場合は除く）

抜去後の観察点
・いずれの部位のドレーンも抜去部からの滲出液や感染の有無を観察する
・胸部X線撮影で気胸や胸水貯留の有無を確認し，気胸が著明，または増悪するときは，胸腔ドレーン再挿入が考慮される

Memo

9 術後のドレーン管理（肝臓がん・胆嚢がん・膵臓がん）

- ドレーン管理により，膵液瘻と胆汁漏などの合併症を早期に発見し迅速に対応する．

■肝臓がん術後のドレーン留置位置

【胆道再建を伴わない肝切除の場合】

ドレーン先端は，臥位になったときに切離面からの胆汁や血液が集まりやすい場所に留置するのが原則である．

右葉系切除後：右横隔膜下

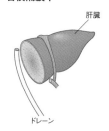

（文献3，p.254）

左葉系切除後：肝離断面・（右横隔膜下）

*必要に応じて肝切離面近傍にドレーンを1本追加することもある

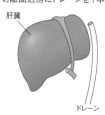

（文献3，p.254）

145

膵頭十二指腸切除術後：肝管空腸吻合部背側・肝管空腸吻合部腹側・膵空腸吻合部腹側・膵空腸吻合部背側

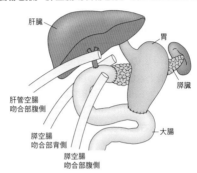

（文献3，p.255）

膵体尾部切除術後：左横隔膜下・（膵断端近傍）

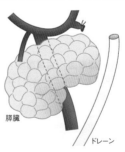

（文献3，p.255）

■ドレーンの観察ポイント[3)]

膵液瘻	・排液の色は黒褐色から黄金色（判断に迷う場合はビリルビン値を測定） ・多くの場合は，徹底したドレナージにより自然に減少する ・肝臓がん術後：肝切離面からの胆汁漏出の可能性 ・胆嚢がん・膵臓がん術後：肝管空腸吻合部からの胆汁漏出の可能性 ・透明で漿液性だが，感染すると茶白色の刺激臭を伴う粘性なものに変化 ・膵臓がん術後：膵消化管吻合部あるいは膵断端からの膵液の漏出の可能性 ・排液のアミラーゼ値を測定することで診断がつくことが多い． ・治療法はドレナージを徹底して行うことだが，時に洗浄も有効 ・術後膵液瘻に関する国際研究グループ（ISGPF）による膵液瘻の定義では，術後3日目の排液アミラーゼが重要な診断意義を果たす ● **ISGPFによる膵液瘻の定義** ドレーン排液量にかかわらず，術後3日目の排液アミラーゼ値が血清アミラーゼ値の3倍以上認められる状態 GradeA　臨床症状なし GradeB　感染徴候はあるが保存的加療が可能 GradeC　重篤な膵液瘻でありICU管理や再手術を要する
出血	・肝切離面や術中に結紮した血管からの出血の可能性→保存的・輸血・再手術による止血 ・膵液瘻が原因で生じた仮性動脈瘤の破綻による出血の可能性→緊急止血手術，血管造影下の塞栓術

10 術後のドレーン管理 (大腸がん)

> ● ドレーン管理により，縫合不全などを早期に発見し迅速に対応する．

■結腸切除術後ドレナージ

● 閉鎖式ドレナージでチューブ型ドレーンを用いて，吻合部に先端が位置するように挿入する．多くは吻合部に近い左右の傍結腸溝に挿入される

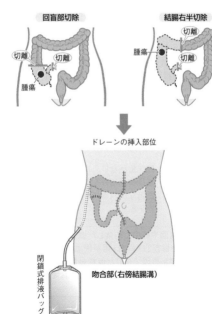

回盲部切除

切離　切離

腫瘍

結腸右半切除

切離

腫瘍　切離

↓

ドレーンの挿入部位

閉鎖式排液バッグ

吻合部(右傍結腸溝)

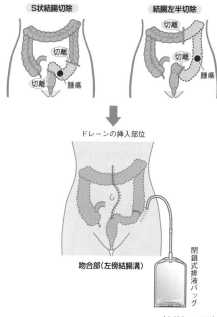

S状結腸切除

切離

切離 腫瘍

結腸左半切除

切離

切離 腫瘍

ドレーンの挿入部位

吻合部（左傍結腸溝）

閉鎖式排液バッグ

（文献8, p.113）

- 目的：情報収集と予防，縫合不全，術後出血の早期発見
- 原則的に結腸切除・吻合術ではドレーンを挿入しないが，術前準備が不十分で，縫合不全の危険が高いと予想される症例や出血傾向のある症例に限りドレーンを挿入する

Memo

■直腸前方切除術後ドレナージ

- 閉鎖式ドレナージでチューブ型ドレーンを用いて，吻合部に先端が位置するように挿入する
- 体腔で最も低い位置（骨盤底），直腸膀胱窩または直腸子宮窩に挿入されることが多い
- 肛門より吻合部のやや口側まで，減圧目的にチューブを腸管内腔に留置することが多い
- 目的：情報収集と予防，縫合不全，術後出血の早期発見
- 縫合不全が起こりやすいため，原則として留置する
- 縫合不全の危険が少ないと考えられる症例（直腸S状部がんや上部直腸がんに対する高位前方切除術など）では，挿入しないこともある

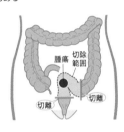

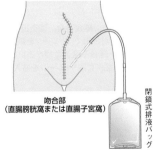

ドレーンの挿入部位

吻合部
（直腸膀胱窩または直腸子宮窩）

閉
鎖
式
排
液
バ
ッ
グ

（文献8，p.116）

■腹会陰式直腸切断術後ドレナージ

- 閉鎖式ドレナージでチューブ型ドレーンを，間欠もしくは持続吸引システムを用いて吸引する
- 会陰部から骨盤底へ挿入する
- 目的：情報収集と予防，術後出血の早期発見と骨盤底の閉鎖腔の縮小化

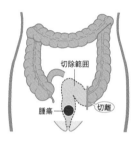

切除範囲

腫瘍　　　切離

ドレーンの挿入部位

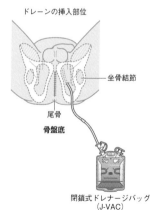

坐骨結節

尾骨

骨盤底

閉鎖式ドレナージバッグ
（J-VAC）

（文献8，p.119）

■排液の性状[3]

排液の性状：術後数日は淡血性の滲出液，以降は淡黄色の漿液性滲出液が少量

手術直後から100mL/時以上の出血→術後出血

手術直後～術後数日まで　褐色で悪臭のある排液→縫合不全

■ドレーン抜去時期[3]

結腸切除術後ドレナージ	・縫合不全のリスクが高い場合：術後3～5日間での抜去 ・術後出血のリスクが高い場合：術後2～3日間で抜去
直腸前方切除術後ドレナージ	・縫合不全の徴候がなく，排液が少量の場合，術後3～5日間で抜去
腹会陰式直腸切断術後ドレナージ	・排液が少量の場合，術後数日で抜去

Memo

消化器系の処置とケア

11 排液の観察

■ドレーン排液の肉眼的所見

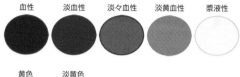

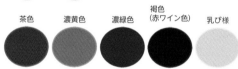

(文献11, p.170)

漿液性	・時間あたりの正確な排液量を確認する ・排液量が多い場合は脱水を防ぐために補液が必要になる
淡血性	・時間あたりの正確な排液量を確認する ・排液量が多い場合は脱水を防ぐために補液が必要になる
血性	・時間あたりの正確な排液量を確認する ・出血の疑い→緊急手術が必要な場合もある
膿性	・体腔内膿瘍や縫合不全が疑われる→抗菌薬治療や緊急ドレナージ，手術の実施
乳び瘻	・リンパ瘻・胸管損傷の疑い→難治性の場合，手術が必要

腸液	・縫合不全や消化管穿孔の疑い→緊急ドレナージ，手術の実施 ・胃管・イレウスチューブの場合：排液量が多い場合は脱水を防ぐために補液が必要になる
胆汁瘻	・肝胆道系手術において注意すべき合併症 ・胆汁が正常胆管外に漏出した状態→抗菌薬治療や緊急ドレナージ，手術の実施
膵液	・膵液そのものは無色透明であるが，出血や組織融解の程度により，灰白色〜褐色〜ワインレッドまで性状はさまざま ・致命的な腹腔内出血を合併することがある
胆嚢胆汁	・胆嚢に溜まっている間に時間が経って酸化するため緑色になる

Memo

12 術後創管理

> ● 基本的な創管理法は，術後48時間程度は滅菌された創被覆材で創を覆って清潔に保ち，その後は浸出液がなければ開放とする．

■創分類（手術の汚染度を示す）

● **Class1（清潔，clean）**
まったく感染がなく，呼吸器，消化器，生殖器，尿路に手を加えない手術（整形外科，心臓血管外科，脳外科の通常の手術など）

● **Class2（準清潔，clean-contaminated）**
呼吸器，消化器，生殖器，尿路に手術操作を行い，予定外の汚染のない場合（消化器手術，呼吸器手術，婦人科，泌尿器科の通常の手術）

● **Class3（汚染，contaminated）**
消化管の内容が漏出した場合など，無菌的手技に破綻があった手術

● **Class4（感染，dirty or infected）**
消化管穿孔など，すでに臨床的感染のある手術

● 創感染は手術創の細菌汚染度に応じて発生リスクが高まるため，創閉鎖の方法は創分類に応じて選択される

（文献3，p.263）

Memo

■創傷治癒の分類

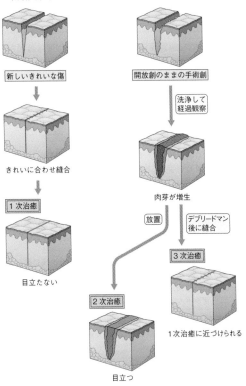

新しいきれいな傷

きれいに合わせ縫合

1 次治癒

目立たない

開放創のままの手術創

洗浄して
経過観察

肉芽が増生

放置

デブリードマン
後に縫合

3 次治癒

1 次治癒に近づけられる

2 次治癒

目立つ

(文献3, p.263)

- 通常は，一期的に創を閉鎖して一次治癒を目指すが，細菌汚染された創では，創感染のリスクが高まるため，創閉鎖をしないで，開放創のまま管理して，二次治癒を目指すことがある

消化器系の処置とケア

13 ストーマ管理

- ストーマ（人工肛門）とは，治療のために切除した腸管に切断端を腹壁に誘導して造設した排泄口である．

■ストーマの適応[2]

	ストーマを造設する理由	適応となる主な疾患
永久的ストーマ	肛門を切除した場合	直腸がん，肛門がんなど
	悪性腫瘍の転移・浸潤や炎症性腸疾患で小腸や大腸を切除した場合	膀胱がん，子宮がん，クローン病，家族性ポリポーシスなど
	肛門機能が低下または廃絶している場合（便失禁を予防するため）	脊髄損傷など
一時的ストーマ（目的達成後に閉鎖する）	腸管切除後に縫合不全が発生した場合	直腸がんなど
	縫合不全を防ぐための安全弁とする場合（結腸肛門，回腸肛門吻合時などに縫合部の炎症が治るまで便を通さないようにする）	直腸がんなど
	他臓器と瘻孔（臓器と外部との病的な管状の連絡）がある場合	直腸腟瘻，直腸膀胱瘻など
	腸閉塞での腸管の減圧をはかる場合	大腸がん，高位鎖肛など

■ストーマ造設部位と便の性状

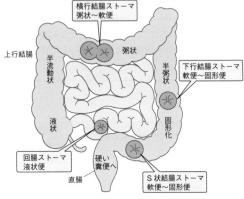

横行結腸ストーマ
粥状～軟便

粥状

上行結腸

半流動状

下行結腸ストーマ
軟便～固形便

液状

半粥状

固形化

回腸ストーマ
液状便

硬い
糞便へ

直腸

S状結腸ストーマ
軟便～固形便

（文献2，p.377）

■ストーマサイトマーキングの原則

●クリーブランドクリニックの5原則

1) 臍より低い位置
2) 腹直筋を貫く位置
3) 腹部脂肪層の頂点
4) 皮膚のくぼみ，しわ，瘢痕，上前腸骨棘の近くを避けた位置
5) 患者自身が見ることができ，セルフケアしやすい位置

●大村らによる4原則（標準体型以外）

1) 腹直筋を貫通させる
2) あらゆる体位（仰臥位，坐位，立位，前屈位）をとって，しわ，瘢痕，骨突起，臍を避ける
3) 坐位で患者自身が見ることができる位置
4) ストーマ周囲平面が確保できる位置

■ストーマサイトマーキングの基本線

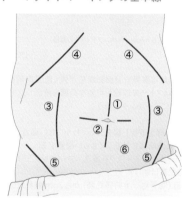

①予定正中切開線　　④肋骨弓
②臍の下縁を通る横線　⑤上前腸骨棘
③腹直筋外縁　　　　⑥ベルトライン

（文献12，p.47を改変）

Memo

■緊急手術時のストーマサイトマーキング

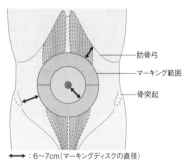

肋骨弓
マーキング範囲
骨突起

◀▶ ：6～7cm（マーキングディスクの直径）

（文献3, p.274）

- 緊急手術時は腹痛や腹部膨満感が強く時間的制約もあるため，まずはストーマ造設が可能な範囲を確認し，その中で平坦な部位にマーキングを行う

方法
1. 腹直筋外縁を確認し線を引く，わからない場合は医師にCT画像で腹直筋幅を計測してもらい確認する
2. 臍にマーキングディスクを置き，マーキングディスクが乗っている位置は避ける
3. 骨突起（肋骨弓，上前腸骨棘）から7cm離れた位置に線を引く
4. 可能であれば大腿を抱える姿勢で，腹壁のしわを確認しその部位は避ける
   （坐位が可能であれば坐位にて，しわを確認しその部位は避ける）
5. 以上の範囲内で，平坦が得られる位置を複数マーキングする

■ストーマ装具

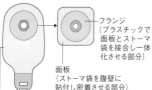
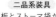

単品形装具
面板とストーマ袋が一体化
しているタイプ

二品系装具
面板とストーマ袋が別々
に分かれているタイプ

フランジ
（プラスチックで
面板とストーマ
袋を接合し一体
化させる部分）

面板
（ストーマ袋を腹壁に
貼付し密着させる部分）

フランジ

ストーマ袋
（便や尿を採集する）

※排出口の形状は製品によって異なる

（文献13, p.9）

●ストーマ袋の形状

下部開放型：便がたまったら，そのつど排出する．

閉鎖型：便がたまったら袋を交換する（固形便で1日1〜2回の
排便回数のケースで適している）．

●下部開放型の排出口の形状

排出口は，便の性状や操作性などから選択する．

クリップ式

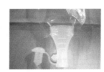

キャップ式

マジックテープ式：開いた状態（左），閉じた状態（右）

（文献2, p.378）

■ABCD-Stoma® ストーマ

ストーマ周囲皮膚障害の重症度評価スケール
ABCD-Stoma®

患者ID：　　　　　　　　　患者名：

ストーマの種類：　コロストミー　・　イレオストミー　・　ウロストミー

観察部位（ストーマ粘膜を除く）

A：近接部（皮膚保護剤が溶解していた部位は A）

B：皮膚保護剤部

C：皮膚保護剤外部（医療用テープ、ストーマ袋、ベルト等の
アクセサリーが接触していた範囲）

A、B、C の3部位ごとに皮膚障害の程度を評価

0	障害なし		
急性の病態 1	**紅斑** 圧迫すると消失する赤み		赤みの程度は問わない
急性の病態 2	**びらん** 表皮と真皮浅層の欠損 表皮剥離を含む		表皮剥離　　びらん
急性の病態 3	**水疱・膿疱** 表皮あるいは真皮内に体液 （膿も含む）が貯留した状態		水疱　　膿疱
慢性の病態 15	**潰瘍・組織増大** 表皮と真皮深層、あるいは 皮下脂肪織までの欠損 水疱・膿疱を除く皮膚より 隆起した組織		潰瘍と過剰肉芽　上皮腫性肥厚 （PEH）　粘膜移植

A 〔　　　〕 ＋ B 〔　　　〕 ＋ C 〔　　　〕 ＝ 〔　　　〕

A、B、C のあわせた部位の色調の変化を評価

	0	障害なし
色調の変化	P	色素沈着あり メラニン色素の増加による褐色から黒褐色の変化
D	H	色素沈着あり メラニン色素の減少による白色の変化

D [＿＿＿]

採点結果

A□B□C□ : □D□

(日本創傷・オストミー・失禁管理学会学術教育委員会：ABCD-Stoma® ケア．2014
https://jwocm.org/wp-content/uploads/2020/12/ABCD-toma%E3
%82%B1%E3%82%A2.pdf（会員のみ 2023年1月20日検索））

Memo

_____

_____

_____

_____

_____

_____

_____

_____

_____

_____

_____

14 疼痛管理

①どの程度の疼痛を自覚し，それによってどのような悪影響があるか．
②鎮痛を行うことで疼痛がどの程度改善されたか．
の2点を評価する．

■LQQTSFAに基づく情報収集

内容	例
L：Location，場所	創部，ドレーン刺入部の痛みなど手術に直接関係する部位か，それとも異なる部位か　など
Q：Quality，質	痛みが休みなく持続する，痛みに波がある　など
Q：Quantity，程度	動けないほど，痰が出せないほど，眠れないほど　など
T：Timing，時間経過	手術直後から存在する，術後経過途中から発生する　など
S：Setting，発症状況	痰を出そうとすると痛い，動くと痛い　など
F：Factors，寛解・増悪因子	じっとしていれば治まる，食事をしなければ痛くない　など
A：Asociated symptoms，随伴症状	創部に変化はないか，ドレーンの性状の変化，嘔吐，出血などを伴うか　など

■視覚的アナログスケール (VAS)

10cmの線を示し，自分が感じている痛みに合った位置に印を付けてもらう．左端から計測した値を100分の何mmかで評価する．（例68/100）

※高次脳機能障害（失認）の線分二等分テストにも使用できる

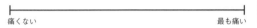

痛くない　　　　　　　　　　　　　　　　　　最も痛い

■数値的評価スケール (NRS)

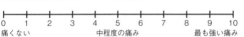

0　1　2　3　4　5　6　7　8　9　10
痛くない　　　　　　中程度の痛み　　　　　最も強い痛み

11段階に分けた線を示し，自分が感じている痛みに合った目盛りを示してもらう．

■フェイススケール (FS)

0　　　　1　　　　2　　　3　　　4　　　5
痛くない　ほんの少し　少し痛い　痛い　かなり痛い　とても痛い
　　　　　痛い

Memo
_____
_____
_____
_____
_____
_____

■ behavioral pain scale（BPS）

項目	説明	スコア
表情	穏やかな	1
	一部硬い（例えば，まゆが下がっている）	2
	全く硬い（例えば，まぶたを閉じている）	3
	しかめ面	4
上肢の動き	全く動かない	1
	一部曲げている	2
	指を曲げて完全に曲げている	3
	ずっと引っ込めている	4
人工呼吸器との同調性	同調している	1
	ときに咳嗽	2
	呼吸器とファイティング	3
	呼吸器の調節がきかない	4

- 表情，上肢の動き，人工呼吸器との同調性という3項目について，それぞれ4点ずつスコアをつけて満点が12点になる
- BPSを用いれば，人工呼吸器装着中でコミュニケーションを十分にとれない患者でも，疼痛を評価できる

■ 鎮痛薬の主な投与経路

経口投与・静脈注射	アセトアミノフェン，COX-2阻害薬，NSAIDs，麻薬拮抗性鎮痛薬，オピオイドなど
硬膜外カテーテル	局所麻酔薬，オピオイド ※排尿障害やしびれなどの神経障害，低血圧などの副作用に注意
末梢神経ブロック	局所麻酔薬

15 術後せん妄の予防と対応

- せん妄とは急激に発症する軽度～中等度の意識障害，認知の障害，精神症状を伴う一過性の症候群と定義される．

■せん妄の主な症状[3)]

過活動型	低活動型
興奮する	無表情
不眠	傾眠
攻撃的になる（点滴・ドレーンの抜去）	無気力
動き回る（転倒・転落）	動作が緩慢

■せん妄の原因

直接因子

手術侵襲

電解質異常

脱水，貧血

臓器障害（腎不全，肝不全）

周術期に投与された薬剤（オピオイド，ベンゾジアゼピン系睡眠薬，抗ヒスタミン薬など）　など

促進因子

環境変化（入院，ICU入室）

睡眠リズムの障害

ストレス

不安

身体的不快感（疼痛，呼吸困難，尿閉，尿道カテーテル留置など）　など

準備因子

年齢（高齢）

認知症

以前からの内服薬（向精神薬など）

アルコール摂取歴

脳血管障害の既往

など

せん妄の発症

（文献3，p.293）

■日本版 CAM-ICU

所見1. 急性発症または変動性の経過	ある	なし

A. 基準線からの精神状態の急性変化の根拠があるか？
　　　　　あるいは
B. （異常な）行動が過去24時間の間に変動したか？　すなわち, 移り変わる傾向があるか, あるいは, 鎮静スケール（たとえばRASS）, グラスゴー・コーマ・スケール（GCS）または以前のせん妄評価の変動によって証明されるように, 重症度が増減するか？

所見2. 注意力欠如	ある	なし

注意力スクリーニングテストAttention Screening Examination（ASE）の聴覚や視覚のパートでスコア8点未満により示されるように, 患者は注意力を集中させるのが困難だったか？

所見3. 無秩序な思考	ある	なし

4つの質問のうちの2つ以上の誤った答えおよび/または指示に従うことができないことによって証明されるように無秩序あるいは首尾一貫しない思考の証拠があるか？

質問（交互のセットAとセットB）:

セットA

1. 石は水に浮くか？
2. 魚は海にいるか？
3. 1グラムは, 2グラムより重いか？
4. 釘を打つのにハンマーを使用してもよいか？

セットB

1. 葉っぱは水に浮くか？
2. ゾウは海にいるか？
3. 2グラムは, 1グラムより重いか？
4. 木を切るのにハンマーを使用してもよいか？

指示
1. 評価者は, 患者の前で評価者自身の2本の指を上げてみせ, 同じことをするよう指示する.
2. 今度は評価者自身の2本の指を下げた後, 患者にもう片方の手で同じこと（2本の指を上げること）をするよう指示する.

所見4. 意識レベルの変化	ある	なし

患者の意識レベルは清明以外の何か, たとえば, 用心深い, 嗜眠性の, または昏迷であるか？（たとえば評価時にRASSの0以外である）

意識明瞭	自発的に十分に周囲を認識する
用心深い/緊張状態	過degree警戒
嗜眠性の	傾眠傾向であるが, 容易に目覚めることができる, 周囲のある要素には気づかない, または, 軽く刺激すると十分に認識する.
昏迷	強く刺激したときに不完全に目覚める, または, 力強く, 繰り返し刺激したときのみ目覚め, 刺激が中断するや否や昏迷患者は無反応の状態に戻る.

CAM-ICUの全体評価（所見1と所見2かつ所見3か所見4のいずれか）	はい	いいえ

（日本呼吸療法医学会　人工呼吸中の鎮静ガイドライン作成委員会：人工呼吸中の鎮静のためのガイドライン. 人工呼吸　24（2）：146-167, 2007）

■せん妄の診断基準（DSM-5-TR）

A. 環境の認識の減少が伴った注意の障害（すなわち，注意を方向づけ，集中，維持，転換する能力の低下）

B. その障害は短期間の間に出現し（通常数時間〜数日），もととなる注意および意識水準からの変化を示し，さらに1日の経過中で重症度が変動する傾向がある

C. さらに認知の障害を伴う（例：記憶欠損，失見当識，言語，視空間認知，知覚）

D. 基準AおよびCに示す障害は，他の既存の，確定した，または進行中の神経認知障害ではうまく説明されないし，昏睡のような覚醒水準の著しい低下という状況下で起こるものではない

E. 病歴，身体診察，臨床検査所見から，その障害が他の医学的状態，物質中毒または離脱（すなわち，乱用薬物や医療品によるもの），または毒物への曝露，または複数の病因による直接的な生理学的結果により引き起こされたという証拠がある

（日本精神神経学会（日本語版用語監修），髙橋三郎・大野 裕（監訳）：DSM-5-TR 精神疾患の診断・統計マニュアル，p.653，医学書院，2023より転載）

■せん妄対策チャート

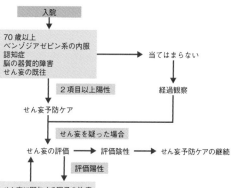

（文献3，p.295）

■せん妄の予防ケア[3]

①病状や入院への理解
 ・入院オリエンテーション・説明による理解，不安の除去
②環境調整
 ・時間などを認識しやすいように時計・カレンダーなどの
  設置
 ・光量の調整や声掛けによる昼夜の維持
③適度な刺激
 ・眼鏡の装着・補聴器の装着による視覚・聴覚の維持
 ・面会者による適度なコミュニケーションの維持
④離床の励行による身体制限の解消
⑤身体的苦痛の解消
 ・鎮痛
 ・酸素投与
 ・ルート類の整理

など

Memo

食道疾患

食道疾患

1 食道がん

- 食道粘膜に発生する悪性腫瘍である.
- 症状(早期がん):多くは無症状
- 症状(進行がん):嚥下時のつかえ感,嚥下困難,誤嚥による肺炎,反回神経麻痺による嗄声(させい),灼熱感,前胸部痛,食欲不振,体重減少など
- 好発部位(頻度の高い順):胸部中部食道,胸部下部食道,胸部上部食道,頸部,腹部食道
- 従来,胸部中部〜下部の扁平上皮がんが多かったが,近年,食道胃接合部から胸部下部食道の腺がん増加傾向にある.

■食道がんの検査・診断・治療[2) 3)]

検査・診断	・色素内視鏡検査:ヨードの散布により病変の範囲や多発病変が判別できる(がんの部分は不染域) ・NBI内視鏡検査:ヨード散布なしでがんが境界明瞭な茶褐色の領域として認識される ・拡大内視鏡:血管や表面構造の変化からがんの微小浸潤診断が可能.NBIを併用することで拡張・蛇行・口径不同・形状不均一のすべてを示すループ様異常血管が認められた場合,食道がんと診断する ・CT検査:がんの局所進展・周辺臓器への浸潤,リンパ節転移,肝・肺・骨などの遠隔臓器転移などの診断 ・PET-CT検査:CTでは判定できない食道がんの診断やリンパ節転移,遠隔転移の診断,再発診断 ・超音波内視鏡検査:縦隔リンパ節転移診断,壁深達度の診断 ・食道造影検査:食道病変の範囲,周在性,外膜浸潤の有無,穿通の有無など ・確定診断:病変の部位,周在性,深達度,生検など ・進行度診断:がんの壁深達度,リンパ節転移,遠隔転移など

■食道がんの検査・診断・治療 (つづき)

治療	早期がん	〔粘膜固有層 (T1a-LPM，M2) までの病変〕内視鏡治療のEMRまたはESD
	進行がん	・手術 (胸部食道がん)：食道亜全摘，3領域リンパ節郭清，食道再建術の組み合わせで実施 ・胸腔鏡下食道切除術 (ロボット支援下も含む) ・切除不能な場合 (姑息的治療)：食道瘻造設術，バイパス術，食道ステント留置 ・化学放射線療法

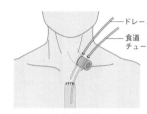

食道瘻造設術

ドレーン
食道チューブ

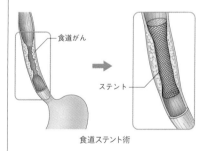

食道がん

ステント

食道ステント術

(文献3, p.304)

■食道がんの病型分類（0〜4型）

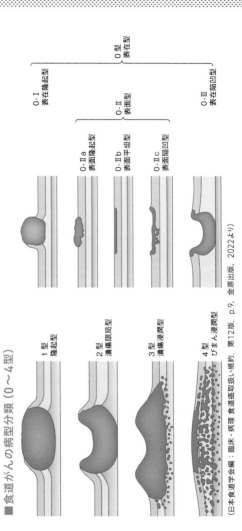

0型　表在型

0-Ⅰ　表在隆起型

0-Ⅱ　表面型
　0-Ⅱa　表面隆起型
　0-Ⅱb　表面平坦型
　0-Ⅱc　表面陥凹型

0-Ⅲ　表在陥凹型

1型　隆起型

2型　潰瘍限局型

3型　潰瘍浸潤型

4型　びまん浸潤型

（日本食道学会編：臨床・病理 食道癌取扱い規約．第12版．p.9，金原出版，2022より）

■占居部位の表記法

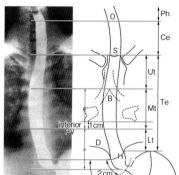

（日本食道学会編：臨床・病理 食道癌取扱い規約．第12版．p.7, 金原出版, 2022より）

Ph：下咽頭，Ce：頸部食道，Te：胸部食道，Ut：胸部上部食道，Mt：胸部中部食道，Lt：胸部下部食道，O：食道入口部，S：胸骨上縁，B：気管分岐部下縁，PV：下肺静脈，D：横隔膜，H：食道裂孔，EGJ：食道胃接合部，Jz：食道胃接合部領域

■食道の区分

- 頸部食道（cervical esophagus）：食道入口部より胸骨上縁まで
- 胸部食道（thoracic esophagus）：胸骨上縁から食道胃接合部より2cm頭側まで
  - 胸部上部食道（upper thoracic esophagus）：胸骨上縁より気管分岐部下縁まで
  - 胸部中部食道（middle thoracic esophagus）：気管分岐部下縁より食道胃接合部までを2等分した上半分
  - 胸部下部食道（lower thoracic esophagus）：気管分岐部下縁より食道胃接合部までを2等分した下半分の中の食道胃接合部より2cm頭側まで
  - 食道胃接合部領域（zone of the esophagogastric junction）：食道胃接合部の上下2cmの部位

（日本食道学会編：臨床・病理 食道癌取扱い規約．第12版．p.6, 金原出版, 2022より）

■壁深達度（T分類）

TX	原発巣の壁深達度が判定不可能
T0	原発巣としての癌腫を認めない
T1	表在癌（原発巣が粘膜内もしくは粘膜下層にとどまる病変）
T1a	原発巣が粘膜内にとどまる病変
T1a-EP	癌腫が粘膜上皮内にとどまる病変（Tis）
T1a-LPM	癌腫が粘膜固有層にとどまる病変
T1a-MM	癌腫が粘膜筋板に達する病変
T1b	原発巣が粘膜下層にとどまる病変（SM）
T1b-SM1	粘膜下層を3等分し，上1/3にとどまる病変
T1b-SM2	粘膜下層を3等分し，中1/3にとどまる病変
T1b-SM3	粘膜下層を3等分し，下1/3に達する病変
T2	原発巣が固有筋層にとどまる病変（MP）
T3	原発巣が食道外膜に浸潤している病変（AD）
T4	原発巣が食道周囲臓器に浸潤している病変（AI）

（日本食道学会編：臨床・病理 食道癌取扱い規約．第12版，p.9-10，金原出版，2022より）

Memo

■臨床的進行度 clinical-stage 分類

	N0	N1	N(2-3) M1a	M1b
T0, T1a	0	II	IIIA	IVB
T1b	I	II	IIIA	IVB
T2	II	IIIA	IIIA	IVB
T3r	II	IIIA	IIIA	IVB
T3br	IIIB	IIIB	IIIB	IVB
T4	IVA	IVA	IVA	IVB

(日本食道学会編：臨床・病理 食道癌取扱い規約，第12版，p.31，金原出版，2022より)

Memo

■食道再建経路

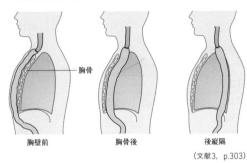

胸壁前　　　　　　胸骨後　　　　　　後縦隔

（文献3, p.303）

■食道再建経路の比較[3]

再建経路	胸壁前経路	胸骨後経路	後縦隔（胸腔内）経路
再建経路の距離	最長	中間	最短（生理的ルートに最も近い）
縫合不全	多い，致命的にならない	中間，致命的にならない	少ない，重症化しやすい
心臓への影響	なし	あり	なし
美容上の問題	大	小	小
嚥下の問題	多い，ときに用手的補助	中間	少ない

食道疾患

2 食道・胃静脈瘤

- 門脈圧の亢進（原因：肝硬変など）により形成された側副血行路によって，胃上部や食道下部の静脈に怒張・拡張が生じる．
- 症状（未破裂）：無症状
- 症状（破裂した場合）：吐血や黒色便・貧血など，出血量が多い場合，出血性ショック

■食道・胃静脈瘤の検査・診断・治療[2) 3)]

<table>
<tr>
<td rowspan="1">検査・診断</td>
<td colspan="2">
・上部消化管内視鏡検査の所見より診断を行う
　・診断および評価：占居部位・形態・色調・発赤
　・破裂の高リスク：形態が大きい，青の色調，高度発赤
・消化管造影検査：胃や食道粘膜の隆起や不整
・造影CT：食道・胃静脈瘤の供血路や排出路，側副血行路の状態
</td>
</tr>
<tr>
<td rowspan="2">治療</td>
<td>待機的治療・予防的治療</td>
<td>
・EIS，EVL（p.101参照）
・外科的手術（EIS，EVLが無効な場合）：食道離断術，脾摘術，Hassab手術（脾摘術＋傍食道胃血行遮断術）

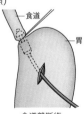
（文献2，p.50）　食道離断術
</td>
</tr>
<tr>
<td>緊急的治療（出血時）</td>
<td>
・食道静脈瘤：緊急内視鏡でEIS，EVLによる一次止血，内視鏡が実施できない場合，SBチューブによる圧迫止血
・胃静脈瘤：止血用胃バルーンによる圧迫止血，組織接着剤注入法による一次止血
</td>
</tr>
</table>

■食道・胃静脈瘤の成り立ち

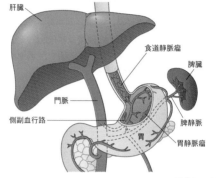

肝臓

食道静脈瘤

脾臓

門脈

側副血行路

脾静脈

胃静脈瘤

胃

（文献3，p.306）

■内視鏡所見の評価項目

●形態（Form）
F1：直線的または蛇行した細い静脈瘤
F2：連珠状，中等度の静脈瘤
F3：結節状，腫瘤状の太い静脈瘤
●色調（Color）
Cw：白色静脈瘤（正常食道粘膜の色）
Cb：青色静脈瘤
●発赤所見（red color sign）（－なし，＋限局性，＋＋中程度，＋＋＋全周性）
Red wale marking：ミミズ腫れ様所見
Cherry red spot：サクランボ様発赤
Hematocystic spot：血マメ様所見
●占居部位
Ls：上部食道まで，Lm：中部食道まで，
Li：下部食道に限局，Lg：胃静脈瘤

（文献3，p.306）

食道疾患

3 胃食道逆流症（GERD）

- 食道に胃酸などの胃内容物が逆流することによって、胸やけを主としたさまざまな症状が現れる.
- びらんや潰瘍が認められる逆流性食道炎、内視鏡的に炎症の所見がはっきりしない非びらん性逆流症（NERD）が含まれる.
- 症状：胸やけ、呑酸、狭心症様の胸痛、前胸部痛、心窩部痛、背部痛、灼熱感、鈍痛、胃もたれ、咽頭痛、嗄声、耳痛、逆流誤嚥による咳嗽、喘息様症状など
- 肥満者や妊婦など、腹圧が高くなることで食道裂孔ヘルニアに罹患しやすい.

■胃食道逆流症の検査・診断・治療[2) 3)]

検査・診断	・内視鏡検査：びらんや潰瘍、発赤、食道上皮の白色肥厚、Barrett上皮、食道裂孔ヘルニアなど ・胃・十二指腸潰瘍、胃炎との鑑別 ・上部消化管造影検査：食道裂孔ヘルニア、食道胃接合部の粘膜不整・狭窄 ・内視鏡所見が明らかではない場合など、診断の補助として食道機能検査（食道内pH測定、食道内圧測定）が行われる ・PPI試験：プロトンポンプ阻害薬（PPI）を投与して、症状が軽快するかを確認 ・心電図：虚血性心疾患との鑑別 ・症状が類似する胃・十二指腸潰瘍、胃炎、虚血性心疾患などの鑑別を行い、上記検査により診断 ・重症度分類として、「改訂Los Angels（LA）分類」（p.310）が有用

■胃食道逆流症の検査・診断・治療 (つづき)

<table>
<tr>
<td rowspan="2">治療</td>
<td>

【内服薬治療】
・使用薬剤：PPI（標準的な治療），H₂受容体拮抗薬，消化管運動改善薬（ドンペリドンなど）

【生活習慣の改善】
・治療効果の改善，再発を防ぐために重要

【手術療法】
・標準手術は，噴門形成術（ニッセン法，トゥーペ法）
・腹腔鏡手術で行われることが多い

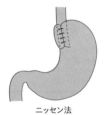 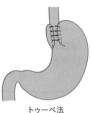

     ニッセン法   トゥーペ法

（文献3, p.312）

【内視鏡治療】
・縫合法，ラジオ波焼灼法，局注法（標準的な治療とはなっていない）

</td>
</tr>
</table>

Memo

■逆流性食道炎の内視鏡分類
（改訂 Los Angels（LA）分類）

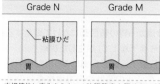

Grade N	Grade M

内視鏡的に変化をみないもの | 粘膜障害を認めないが、白濁や発赤などの色調変化を示すもの

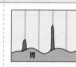

Grade A	Grade B

粘膜ひだ上に存在する粘膜障害の長径が5mmを越えないもの | 少なくとも1か所の粘膜障害の長径が5mm以上あり、それぞれの別の粘膜ひだ上に存在する粘膜障害が互いに連続していないもの

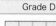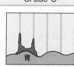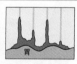

Grade C	Grade D

少なくとも1か所の粘膜障害は2条以上の粘膜ひだに連続して広がっているが、全周の75％をこえないもの | 全周の75％以上の粘膜障害

注1）粘膜障害：より正常に見える周囲粘膜と明確に区分される、白苔ないし発赤を有する領域
注2）Grade Mを白色肥厚・白濁を中心とするものをGrade MW，発赤を中心としたものをGrade MRと細分類する案もある.

（文献3，p.310）

4 マロリー・ワイス症候群

- 遠位食道から胃の噴門部にかけて縦走する粘膜に裂創（粘膜下層まで）が生じた状態.
- 多くは粘膜下の血管損傷による出血を伴う.
- 原因：飲酒後の嘔吐や内視鏡検査時の嘔吐反射による腹腔内圧の急激な上昇
- 症状：吐血（腹痛を伴うことはまれ），吐血の前駆症状として，嘔気や血液の混じらない嘔吐

■マロリー・ワイス症候群の検査・診断・治療[2) 3)]

検査・診断	・上部消化管内視鏡検査にて，食道胃接合部に縦走する裂創の確認 ・食道胃接合部に縦走する裂創（粘膜下層まで）の同定をもって診断 ・食道壁全層の亀裂，穿孔を生じた状態であるブールハーヴェ（Boerhaave）症候群があり，鑑別が必要 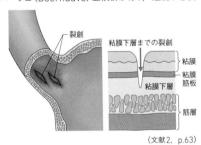 （文献2，p.63）
治療	・第一選択は内視鏡治療 ※「マロリー・ワイス症候群の治療アルゴリズム」を参照

■マロリー・ワイス症候群の治療アルゴリズム

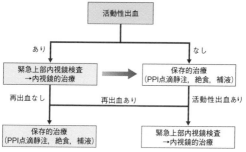

```
           活動性出血

    あり              なし

緊急上部内視鏡検査  →  保存的治療
→内視鏡の治療         (PPI点滴静注, 絶食, 補液)

再出血なし    再出血あり    活動性出血あり

保存的治療            緊急上部内視鏡検査
(PPI点滴静注, 絶食, 補液)  →内視鏡的治療
```

(文献3, p.314)

● 内視鏡治療による止血処置：クリップ止血術，凝固止血術，結紮術，薬剤局注療法

※止血後再出血のリスク因子である，門脈圧亢進症と凝固能異常（抗血栓薬の内服，肝硬変，透析中，先天性など）の症例では厳重なバイタルサインのモニタリングが必要

■クリップ止血術

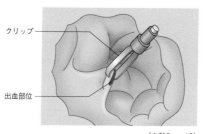

クリップ

出血部位

(文献2, p.63)

● 最も確実な方法とされ，クリップの多くは自然に脱落し便とともに排泄される

胃・十二指腸疾患

急性胃粘膜病変(AGML)

- 急激に胃粘膜に炎症が引き起こされた状態.
- 急性胃粘膜病変 (AGML) とよばれ, 急性びらん性胃炎, 急性胃潰瘍, 出血性胃炎などが混在する.
- 症状:突然の上腹部痛, 悪心・嘔吐, 吐血, 下血など. 出血量が多い場合, 血圧低下や頻脈などのショック症状

■原因[3]

薬物	約60%を占める. 非ステロイド性抗炎症薬(NSAIDs), ステロイド薬, 抗菌薬, 抗がん薬など
食事	約10%を占める. アルコール, 香辛料の多量摂取など
ストレス	約10%を占める. 精神的および肉体的ストレス
感染	アニサキスの感染や内視鏡の洗浄不足によるヘリコバクター・ピロリ (*H.pylori*) の急性感染など
医原性	肝動脈塞栓術, 内視鏡的静脈瘤硬化療法, 持続肝動脈動注療法, 内視鏡検査, 放射線照射など

Memo

■急性胃粘膜病変の検査・診断・治療[2)3)]

身体診察・問診	・基礎疾患やストレスの有無，薬剤内服歴，食事内容，検査・治療歴（内視鏡検査や放射線照射治療）など ・貧血の有無，腹部の触診で心窩部の圧痛や腹膜刺激症状の有無を確認
検査・診断	・上部消化管内視鏡検査：胃粘膜の高度の発赤や浮腫，びらん，浅い潰瘍，出血など ・血液検査：貧血や出血傾向 ・免疫学的便潜血検査（便の色も確認） ・腹部単純X線検査：消化管穿孔の有無や腸閉塞などとの鑑別 ・全身状態が安定していれば，発症早期の内視鏡検査が確実な診断法 ・アニサキスの感染では，胃壁に白色の虫体が認められる
治療	・誘因の除去と安静が基本 ・吐血，下血を認める場合は，内視鏡的止血術を行う ・薬物療法として，潰瘍に準じた治療を実施（プロトンポンプ阻害薬，カリウムイオン競合型アシッドブロッカー，H_2受容体拮抗薬，胃粘膜防御因子増強薬，制酸薬，抗コリン薬など） ・NSAIDsが原因の場合，プロスタグランジン製剤が有効 ・アニサキスが認められた場合は，鉗子にて虫体を摘出

Memo

2 慢性胃炎

- 狭義には，上部消化管内視鏡検査にて採取した胃粘膜組織の顕微鏡観察で，粘膜内に多数の炎症細胞が浸潤している様子が認められる状態（組織学的慢性胃炎）をいう．
- 原因：ヘリコバクター・ピロリ（*H.pylori*）感染症（最多），自己免疫疾患，胆汁，非ステロイド性抗炎症薬（NSAIDs），放射線，食物など
- 症状：多くは無症状，腹痛，悪心，腹部膨満感など上腹部の消化器症状
- 内視鏡検査にて異常がなく消化器症状が続く状態を，機能性ディスペプシア（FD）という．

■慢性胃炎の検査・診断・治療[2) 3)]

検査・診断	・上部消化管内視鏡検査：胃炎の評価，生検のための胃粘膜組織の採取 ・X線検査（バリウム造影検査）：胃炎の評価 ・*H.pylori*感染症の検査（p.191参照） ・胃液検査 ・内視鏡と生検によって診断 ・*H.pylori*感染が疑われる場合，それぞれの検査方法の特徴を考慮して診断される
治療	・原因の除去が基本 ・*H.pylori*感染陽性の場合は，除菌治療（p.193参照）

■ *H.pylori* 感染症の検査[3]

検査法		感度(%) 特異度(%)	利点	欠点
内視鏡検査不要	血清抗体測定検査	91〜100 50〜91	・汎用性がある ・費用が安い	・既感染でも陽性となる ・除菌後判定には6〜12か月が必要
	尿素呼気試験	98 97	・高い陰性および陽性的中率で，除菌前後で使用できる	・直近のPPIやP-CAB内服，抗菌薬およびビスマス製剤使用により偽陰性となる ・被検者および検者とも煩雑
	便中抗原検査	96 97	・高い陰性および陽性的中率で，除菌前後で使用できる ・小児でも施行可能	・便検査であり被検者が不快感をもつ可能性がある ・直近のPPIやP-CAB内服，抗菌薬およびビスマス製剤使用により偽陰性となる

Memo

■ *H.pylori* 感染症の検査 (つづき)

検査法		感度 (%) 特異度 (%)	利点	欠点
内視鏡検査必要	ウレアーゼ試験	85〜95 95〜100	・迅速に行える ・費用が安い ・精度が高い	・直近のPPIや P-CAB内服, 抗菌薬および ビスマス製剤 使用により偽 陰性となる ・検査結果の保 存ができない
	鏡検法	44〜99 72〜100	・検査結果が保 存可能 ・組織診断が可 能	・検者の習練が 必要 ・精度を高める ため特殊染色 (ギムザ染色 など)が必要
	培養法	66〜98 100	・特異度が高い ・薬剤感受性が わかる ・菌の保存が可 能	・整った検査設 備が必要 ・感度が一定し ない ・費用が高い

Memo

■ *H.pylori* 除菌治療

一次除菌

プロトンポンプ阻害薬もしくはカリウムイオン競合型アシッドブロッカー＋アモキシシリン（AMPC）＋クラリスロマイシン（CAM）の3剤併用療法

7日間投与

＊一次除菌の除菌率：70 ～ 90％

- 除菌療法の副作用：軟便や下痢，味覚異常，肝機能障害，皮疹など
- 除菌薬内服中には，確実な服薬指導，禁酒指導（とくにMNZは血中アセトアルデヒド濃度を上昇させる），禁煙指導を徹底する

二次除菌療法

プロトンポンプ阻害薬もしくはカリウムイオン競合型アシッドブロッカー＋アモキシシリン（AMPC）＋メトロニダゾール（MNZ）

＊二次除菌療法の除菌率：80 ～ 90％

三次除菌療法

研究段階であり保険適用外，専門施設での治療

Memo

3 胃・十二指腸潰瘍

- 胃・十二指腸の粘膜層が欠損した粘膜障害.
- 原因:ヘリコバクター・ピロリ(*H.pylori*) 感染,非ステロイド性抗炎症薬(NSAIDs),胃酸などの攻撃因子と防御因子のバランスが,攻撃因子側に傾くことにより発症

■胃・十二指腸潰瘍の症状[3]

食欲不振,悪心・嘔吐,心窩部痛,上腹部不快感,胸やけ,曖気など	
出血	貧血,吐血,下血など
穿通	突然の上腹部痛,腹膜刺激症状など
狭窄	嘔吐,腹部膨満感など

■胃・十二指腸潰瘍の好発部位

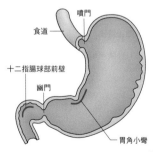

噴門

食道

十二指腸球部前壁

幽門

胃角小彎

(文献2,p.83)

■胃・十二指腸潰瘍の検査・診断・治療 [2) 3)]

検査・診断	・上部消化管内視鏡検査：潰瘍の肉眼的所見，病期の判定，生検の組織採取 ・X線検査（バリウム造影検査）：ニッシェ像やひだ集中像，胃壁の変形など （文献2，p.83） ・生検による胃がんやMALTリンパ腫との鑑別 ・内視鏡，X線検査，生検によって診断・病期判定（「消化性潰瘍のUL分類」） ・*H.pylori* 感染が疑われる場合（p.191参照）
治療	・短期的：症状の緩和，潰瘍の治療 ・長期的：潰瘍の再発予防．非NSAIDs，*H.pylori* 陽性潰瘍（除菌治療，p.193参照），非NSAIDs・*H.pylori* 陰性潰瘍，NSAIDs潰瘍に分けて治療を行う

粘膜ひだ
の集中

ニッシェ

■消化性潰瘍のUL分類

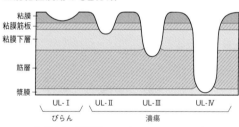

UL-I ：組織欠損が粘膜層にとどまるもの．びらんと称され，広義の潰瘍に含まれる

UL-II ：組織欠損が粘膜筋板を超えて，粘膜下層に達するもの

UL-III ：粘膜欠損が固有筋層に達するもの

UL-IV ：組織欠損が固有筋層を貫き，固有筋層が断裂しているもの

（文献3，p.325）

胃・十二指腸疾患

4 胃がん

- 胃粘膜上皮より発生する悪性腫瘍.
- 症状：早期胃がんの約半数は無症状. 併存する潰瘍による心窩部痛や上腹部不快感など, がんの進行に伴い食欲不振, 体重減少, 貧血など, 転移などにより腹水, 黄疸, 腸閉塞など
- 原因：ヘリコバクター・ピロリ (*H.pylori*) 感染などの宿主因子, 過剰な塩分摂取, 喫煙, 飲酒などの環境因子が関与

■胃の3領域区分と胃壁の断面区分

胃の大彎および小彎を3等分し, それぞれの対応線を結んで, 上部 (U), 中部 (M), 下部 (L) の3領域に区分する. また, 胃壁を断面で区分する.
※日本ではM (中部) からL (下部) の胃がんが多い.

胃の3領域区分

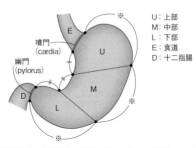

U：上部
M：中部
L：下部
E：食道
D：十二指腸

噴門
(cardia)

幽門
(pylorus)

（日本胃癌学会編：胃癌取扱い規約第15版, p.3, 金原出版, 2017を改変）

胃壁の断面区分

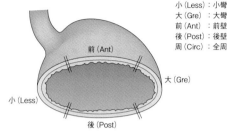

小（Less）：小彎
大（Gre）：大彎
前（Ant）：前壁
後（Post）：後壁
周（Circ）：全周

前（Ant）
大（Gre）
小（Less）
後（Post）

（日本胃癌学会編：胃癌取扱い規約第15版. p.3, 金原出版, 2017を改変）

■胃がんの検査・診断・治療[2) 3)]

検査・診断	・X線検査（バリウム造影検査）：比較的早期の胃がん病変の発見，病変の部位や広がり，胃壁深達度診断（p.198）に有用 ・上部内視鏡検査：内視鏡下生検による組織型分類，がんの広がり，肉眼的形態（p.199）の分類，深達度の診断に用いる．早期胃がんの発見ではX線検査より優れている ・CT検査：進行胃がんの進行度診断 ・内視鏡，X線検査（CT）によって診断・病期判定（内視鏡下生検による病理組織検査結果で確定診断）
治療	・早期胃がん：内視鏡的粘膜切除術（EMR）・内視鏡的粘膜下層切除術（ESD）（p.99） ・T1b以深・進行がん：開腹手術，腹腔鏡下手術，ロボット支援下腹腔鏡下手術による切除術＋再建法，胃全摘術 ・化学療法（術後補助化学療法，薬物療法）

■胃壁深達度分類

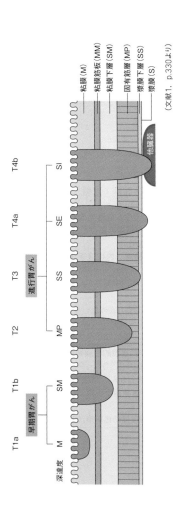

深達度

T1a	T1b	T2	T3	T4a	T4b
M	SM	MP	SS	SE	SI

早期がん

進行がん

粘膜 (M)
粘膜筋板 (MM)
粘膜下層 (SM)
固有筋層 (MP)
漿膜下層 (SS)
漿膜 (S)

他臓器

(文献1, p.330より)

198

■肉眼型分類

	0型 （表在型）	1型 （腫瘤型）	2型 （潰瘍限局型）	3型 （潰瘍浸潤型）	4型 （びまん浸潤型）	5型 （分類不能）
定義	癌が粘膜主体にとどまる場合に多くみられる肉眼形態 0型については、さらにI型〜III型に亜分類する	明らかに隆起した形態を示し、周囲粘膜との境界が明瞭なもの	潰瘍を形成し、潰瘍をとりまく胃壁が肥厚し周囲粘膜との境界が比較的明瞭な周堤を形成する	潰瘍を形成し、潰瘍をとりまく胃壁が肥厚し周囲粘膜との境界が不明瞭な周堤を形成する	著明な潰瘍形成も周堤もなく、胃壁の肥厚・硬化を特徴とし、病巣と周囲粘膜との境界が不明瞭なもの	0〜4型のいずれにも分類し難いもの
断面図						

（日本胃癌学会編：胃癌取扱い規約第15版. p.10-11, 金原出版. 2017を改変）

0型（表在型）の亜分類

0-Ⅰ型 （隆起型）	0-Ⅱ型（表面型） （隆起や陥凹が軽微なもの、あるいはほとんど認められないもの）			0-Ⅲ型 （陥凹型）
	0-Ⅱa型 （表面隆起型）	0-Ⅱb型 （表面平坦型）	0-Ⅱc型 （表面陥凹型）	
明らかな腫瘤状の隆起が認められるもの（※）	表面型であるが、低い隆起が認められるもの（※）	正常粘膜にみられる凹凸を超えるほどの隆起・陥凹が認められないもの	わずかなびらん、または粘膜の浅い陥凹が認められるもの	明らかに深い陥凹が認められるもの

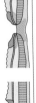
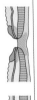

（※）実際的には、隆起の高さが2mm程度までのものを0-Ⅱa型とし、それを超えるものを0-Ⅰ型とする。

（日本胃癌学会編：胃癌取扱い規約第15版. p.10-11, 金原出版, 2017を改変）

■胃の切除術

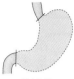

胃全摘術

- 胃中部から上部
のがん

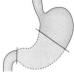

幽門側胃切除術

- 胃の下部・中部に
限局されるがん

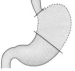

噴門側胃切除術

- 胃の上部に限局
されるがん

（文献3，p.335）

■再建法

幽門側胃切除後

ビルロートⅠ法	ビルロートⅡ法	ルーY法

・最も生理的であり術式が簡便 ・残胃が小さい場合には逆流性食道炎が起きやすい ・進行がんで局所再発が起きた場合に，早期に吻合部狭窄を起こす危険性が高い ・縫合不全が起きることがある	・進行がん局所再発の場合，ビルロートⅠ法より通過障害を起こす危険性が低い ・残胃炎や残胃がんの頻度が高い ・リンパ節転移などにより閉塞性黄疸が起きた場合にも，ERCPや内視鏡的な減黄処置がやや難しくなる	・残胃炎や逆流性食道炎の頻度が少ない ・食物・胆汁などのうっ滞が起きやすい ・ERCPなど胆道系へのアプローチが難しくなる

（文献3，p.336）

噴門側胃切除後

空腸間置法	食道残胃吻合法	ダブルトラクト吻合法

・術式が煩雑 ・残胃の内視鏡的観察が難しい場合がある（間置が長いときなど） ・胃全摘に比較して，術後の経口摂取の面でメリットが少ない ・空腸胃吻合部に炎症や潰瘍が起きることがある	・術式が煩雑ではない ・術後の経口摂取が良好 ・適応は残胃を大きく残せる上部に限局した早期胃がん ・逆流性食道炎が起きやすい（逆流防止のための工夫を行うこともある）	・術式が複雑 ・胃全摘に比較して，術後の経口摂取の面でメリットが少ない ・空腸胃吻合部に炎症や潰瘍が起きることがある

（文献3，p.336）

胃全摘術（ルーY法による）

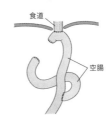

（文献3，p.337）

■胃がんの転移

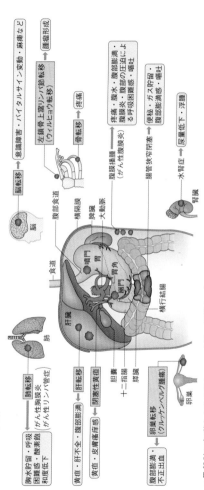

脳転移 → 意識障害・バイタルサイン変動・麻痺など

左鎖骨上窩リンパ節転移（ウィルヒョウ転移）

骨転移 → 疼痛

腫瘍形成

腹膜播種（がん性腹膜炎）→ 疼痛・腹水・腹部膨満・腹膜炎・腹部の圧迫による各呼吸困難感・嘔吐

腸管狭窄閉塞 → 便秘・ガス貯留・腹部膨満感・嘔吐

水腎症 → 尿量低下・浮腫

腎臓

腹部食道・横隔膜・脾臓・大動脈・噴門・胃底・胃角・幽門・十二指腸・横行結腸・食道・肝臓・胆嚢・膵臓

肺転移 → 胸水貯留・呼吸困難感・酸素飽和度低下（がん性胸膜炎・がん性リンパ管症）

肝転移 → 黄疸・肝不全・腹部膨満・閉塞性黄疸・黄疸・皮膚瘙痒感

卵巣転移（クルッケンベルグ腫瘍）→ 腹部膨満・不正出血

肺・肝臓・卵巣

● 骨盤腔に転移したものをシュニッツラー転移という

（文献14、p.45を改変）

腸疾患

腸疾患

1 潰瘍性大腸炎

- 主に大腸粘膜を侵し，びらんや潰瘍を形成する原因不明のびまん性非特異性炎症（指定難病97）．
- クローン病とともに炎症性腸疾患（IBD）と総称．
- 原因：遺伝的素因，環境因子（食事，喫煙など），腸内細菌，免疫異常が複雑に絡み合って発症
- 30歳以下の成人に多い（小児や50歳以上の年齢層にもみられる）．

■潰瘍性大腸炎の症状，発症様式と時間経過

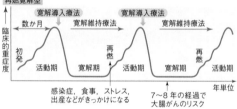

- 活動期：症状（発熱，腹痛，下痢，粘血便など）・内視鏡所見を認める
- 寛解期（症状・内視鏡所見の改善）に分類される

（文献2, p.141を改変）

■潰瘍性大腸炎の検査・診断・治療[2) 3)]

検査・診断	・病歴，検査所見などから総合的に診断を行う〔診断の手順フローチャート（p.208），潰瘍性大腸炎診断基準（p.209）〕 ・診断後，炎症の進展度による病型分類（p.210），臨床重症度による分類（p.210），臨床経過による分類（p.211），内視鏡所見から重症度分類が行われる

■潰瘍性大腸炎の検査・診断・治療 (つづき)

治療

- 原則として活動期には寛解導入療法，寛解導入後は寛解維持療法を長期にわたり継続する
- 中毒性巨大結腸症，大量出血，腸管穿孔，内科治療で改善しない重症例，がん・dysplasia 合併例では外科治療を行う
- 手術：大腸全摘，回腸嚢肛門吻合・回腸嚢肛門管吻合・回腸人工肛門など

【寛解導入治療】
- 治療方針は病型と重症度により決定
- 薬物療法が中心で，初発軽症〜中等症であれば5-アミノサリチル酸 (5-ASA) 製剤 (サラゾスルファピリジン，メサラジンなど) で治療を開始
- 5-ASA 製剤が効果不十分の中等症例で適応：カロテグラストメチル (α4インテグリン阻害剤) 経口
- 5-ASA 製剤で寛解に至らない場合はステロイドの治療を追加
- ステロイド抵抗例：血球成分除去療法 (顆粒球除去療法，白血球除去療法)，タクロリムス経口，インフリキシマブ，アダリムマブ，ゴリムマブ，ミリキズマブ，トファシチニブ，フィルゴチニブ，ウパダシチニブ，ベドリズマブ，ウステキヌマブなどの生物学的製剤の点滴静注，シクロスポリン持続静注療法など
- ステロイド依存例：免疫調節薬 [メルカプトプリン (6-MP)，アザチオプリン]

【寛解維持療法】
- 5-ASA 製剤の経口剤投与，または局所治療の単独または併用
- 直腸炎型では，局所治療 (5-ASA 注腸製剤・坐剤) の単独，あるいは併用も有用
- 難治例：免疫調節薬 [メルカプトプリン (6-MP)，アザチオプリン]，血球成分除去療法，インフリキシマブ，アダリムマブ，ゴリムマブ，トファシチニブ，フィルゴチニブ，ウパダシチニブ，ベドリズマブ，ウステキヌマブなどの生物学的製剤皮下注射

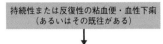

■潰瘍性大腸炎診断の手順フローチャート

持続性または反復性の粘血便・血性下痢
（あるいはその既往がある）

理学的所見，病歴（抗菌薬，NSAIDs服用歴，放射
線照射歴，海外渡航歴），一般血液検査（血算，炎
症所見など），細菌培養検査，寄生虫学的検査

＋

下部消化管内視鏡検査（生検）

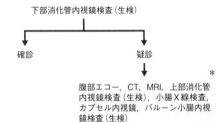

確診　　　　　　　　　疑診

*

腹部エコー，CT，MRI，上部消化管
内視鏡検査（生検），小腸X線検査，
カプセル内視鏡，バルーン小腸内視
鏡検査（生検）

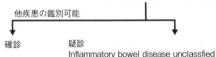

他疾患の鑑別可能

確診　　　　疑診
　　　　　　Inflammatory bowel disease unclassfied

経過観察

*クローン病を含めた他の炎症性の腸疾患を鑑別する必要がある場合に
これらの検査を考慮する

（厚生労働科学研究費補助金 難治性疾患政策研究事業「難治性炎症性腸管
障害に関する調査研究」（久松班）：令和4年度改訂版 潰瘍性大腸炎・クロー
ン病　診断基準・治療指針．令和4年度分担研究報告書，p.8，2023）

Memo

■潰瘍性大腸炎診断基準（2023年3月改訂）

A	臨床症状：持続性または反復性の粘血・血便，あるいはその既往がある．
B	①内視鏡検査 ⅰ）粘膜はびまん性におかされ，血管透見像は消失し，粗ぞうまたは細顆粒状を呈する．さらに，もろくて易出血性（接触出血）を伴い，粘血膿性の分泌物が付着しているか，ⅱ）多発性のびらん，潰瘍あるいは偽ポリポーシスを認める．ⅲ）原則として病変は直腸から連続して認める． ②注腸X線検査 ⅰ）粗ぞうまたは細顆粒状の粘膜表面のびまん性変化，ⅱ）多発性のびらん，潰瘍，ⅲ）偽ポリポーシスを認める．その他，ハウストラの消失（鉛管像）や腸管の狭小・短縮が認められる．
C	生検組織学的検査：活動期では粘膜全層にびまん性炎症性細胞浸潤，陰窩膿瘍，高度の杯細胞減少が認められる．いずれも非特異的所見であるので，総合的に判断する．寛解期では腺の配列異常（蛇行・分岐），萎縮が残存する．上記変化は通常直腸から連続性に口側にみられる．

確診例

1	AのほかBの①または②，およびCを満たすもの．
2	Bの①または②，およびCを複数回にわたって満たすもの．
3	切除手術または剖検により，肉眼的および組織学的に本症に特徴的な所見を認めるもの．

注1 確診例は下記の疾患が除外できたものとする．
細菌性赤痢，クロストリディオイデス・ディフィシル腸炎，アメーバ性大腸炎，サルモネラ腸炎，カンピロバクタ腸炎，大腸結核，クラミジア腸炎などの感染性腸炎が主体で，その他にクローン病，放射線大腸炎，薬剤性大腸炎，リンパ濾胞増殖症，虚血性大腸炎，腸管型ベーチェット病，など

注2 所見が軽度で診断が確実でないものには「疑診」として取り扱い，後日再燃時などに明確な所見が得られた時に本症と「確診」する．

注3 鑑別困難例
クローン病と潰瘍性大腸炎の鑑別困難例に対しては経過観察を行う．その際，内視鏡や生検所見を含めた臨床像で確定診断が得られない症例はinflammatory bowel disease unclassified（IBDU）とする．また，切除術後標本の病理組織学的検索を行っても確定診断が得られない症例はindeterminate colitis（IC）とする．経過観察により，いずれかの疾患のより特徴的な所見が出現する場合がある．

注4 家族性地中海熱では潰瘍性大腸炎に類似した大腸病変を認めることがあり，臨床経過などを考慮し，鑑別を要する場合がある．

（厚生労働科学研究費補助金 難治性疾患政策研究事業「難治性炎症性腸管障害に関する調査研究」（久松班）：令和4年度改訂版 潰瘍性大腸炎・クローン病 診断基準・治療指針．令和4年度分担研究報告書，p.4, 2023）

■病型分類と頻度

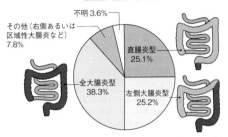

潰瘍性大腸炎の罹患範囲

不明 3.6%
その他（右側あるいは区域性大腸炎など）7.8%
直腸炎型 25.1%
全大腸炎型 38.3%
左側大腸炎型 25.2%

（厚生労働科学研究費補助金難治性疾患等政策研究事業「難治性炎症性腸管障害に関する調査研究」（鈴木班）：一目でわかるIBD ─炎症性腸疾患を診察されている先生方へ 第三版を参考に作成）

■臨床重症度による分類

		重症	中等症	軽症
1	排便回数	6回以上		4回以下
2	顕血便	（＋＋＋）		（＋）〜（－）
3	発熱	37.5度以上	重症と軽症との中間	（－）
4	頻脈	90/分以上		（－）
5	貧血	Hb10g/dL以下		（－）
6	赤沈	30mm/h以上		正常
	またはCRP	3.0mg/dL以上		正常

（厚生労働科学研究費補助金 難治性疾患政策研究事業「難治性炎症性腸管障害に関する調査研究」（久松班）：令和4年度改訂版 潰瘍性大腸炎・クローン病 診断基準・治療指針，令和4年度分担研究報告書，p.5，2023）

■臨床経過分類

病型	頻度	臨床経過
再燃寛解型	50%	再燃と寛解を繰り返すもの
慢性持続型	29%	初回発作より6か月以上活動期にあるもの
急性劇症型	1%	中毒性巨大結腸症，穿孔，敗血症などの合併症を伴うことが多い
初回発作型	20%	発作が1回だけのもの．将来再燃をきたし，再燃寛解型になる可能性が大きい

（厚生労働科学研究費補助金難治性疾患等政策研究事業「難治性炎症性腸管障害に関する調査研究」（鈴木班）：一目でわかるIBD ―炎症性腸疾患を診察されている先生方へ 第三版を参考に作成）

■潰瘍性大腸炎で使用する主な薬剤

種類	一般名（製品名）	
5-ASA製剤	サラゾスルファピリジン（サラゾピリン），メサラジン（ペンタサ，アサコール，リアルダ）	・経口薬が基本，直腸炎型や直腸やS状結腸など遠位大腸に炎症が強い場合は注腸剤または坐剤を併用 ・注意点：過敏症状（発熱・腹痛・下痢・好酸球増多等）が出現することがある
ステロイド	プレドニゾロン，ブデソニド（コレチメント）など	・5-ASA製剤のみで改善しない場合，ステロイド（経口）を併用 ・改善しない場合や左側大腸炎型と全大腸炎型の重症例では，ステロイドの点滴静注 ・ブデソニドは局所ステロイド作用により，ステロイド関連の副作用の抑制が期待される

■潰瘍性大腸炎で使用する主な薬剤（つづき）

種類	一般名（製品名）	
免疫調節薬	アザチオプリン（イムラン，アザニン），6-メルカプトプリン（ロイケリン ※保険適用外）	・ステロイド依存例で使用 ・効果の発現に2か月以上かかる ・注意点：感染症，出血傾向が現れる可能性がある
免疫抑制薬	タクロリムス（プログラフ）	・ステロイド抵抗性難治例で使用 ・重篤な副作用が現れることがあるため，定期的な受診，血液検査が必要
生物学的製剤	・抗TNF-α抗体製剤：インフリキシマブ（レミケード），アダリムマブ（ヒュミラ），ゴリムマブ（シンポニー）など ・α4インテグリン阻害剤：ベドリズマブ（エンタイビオ），ナタリズマブ（タイサブリ），カロテグラストメチル（カログラ）など ・ヤヌスキナーゼ（JAK）阻害剤：トファシチニブ（ゼルヤンツ），フィルゴチニブマレイン酸塩（ジセレカ）など	・ステロイド抵抗性難治例で使用 ・注意点：重篤な副作用が現れることがあるため，定期的な受診，血液検査が必要．インフリキシマブでは投与後2時間以内に投与時反応と呼ばれる呼吸困難・気管支痙攣・血圧上昇・血圧低下・血管浮腫・チアノーゼ・低酸素症・発熱・蕁麻疹などを伴うアナフィラキシー様症状が現れることがある

腸疾患

2 クローン病

- 口腔から肛門までの消化管を全層性に侵す，原因不明の肉芽腫性炎症疾患（指定難病96）．
- 潰瘍性大腸炎とともに炎症性腸疾患（IBD）と総称．
- 好発部位は小腸・大腸（特に回盲部），肛門周囲で浮腫・びらん・潰瘍を認める．
- 原因：遺伝的素因，環境因子（食事，喫煙など），腸内細菌，免疫異常が複雑に絡み合って発症
- 症状：下痢，腹痛，体重減少，発熱，痔瘻など．関節炎や結節性紅斑などの腸管外症状
- 好発年齢：10代後半〜20代

■クローン病の発症様式と時間経過

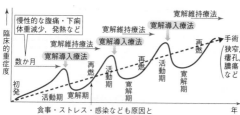

- 再発・再燃を繰り返しながら進行し，治療に抵抗することが多い

（文献2，p.149を改変）

■クローン病の検査・診断・治療

検査・診断	・病歴，検査所見などから総合的に診断を行う（診断の手順フローチャート，クローン病診断基準（p.215）） ・診断後，病変範囲による分類（p.215），臨床重症度による分類（p.216）が行われる
治療	・活動期の寛解導入療法，寛解維持療法に分けられる 【寛解導入療法】 ・クローン病治療フローチャート（p.217） 【寛解維持療法】 ・基本的に導入に使用した薬剤を使用

■クローン病診断の手順フローチャート

主に若年者に慢性的に継続する（あるいはその既往がある）
腹痛，下痢，発熱，体重減少，肛門病変など

理学的所見（腹部・肛門部所見など），病歴（抗菌薬，NSAIDs
服用歴，海外渡航歴），一般血液検査（血算，炎症所見，栄養
状態など），細菌培養検査，寄生虫学的検査

＋

上部・下部消化管内視鏡検査（生検），バルーン小腸内視鏡検査（生検）
小腸・注腸X線検査，腹部エコー，CT，MRI，カプセル内視鏡

確診

疑診
Inflammatory bowel disease unclassified

経過観察

（厚生労働科学研究費補助金 難治性疾患政策研究事業「難治性炎症性腸管障害に関する調査研究」（久松班）：令和4年度改訂版 潰瘍性大腸炎・クローン病 診断基準・治療指針，令和4年度分担研究報告書，p.34，2023）

■クローン病診断基準（2023年3月改訂）

1. 主要所見

A. 縦走潰瘍
B. 敷石像
C. 非乾酪性類上皮細胞肉芽腫

2. 副所見

a. 消化管の広範囲に認める不整形〜類円形潰瘍・アフタ
b. 特徴的な肛門病変
c. 特徴的な胃・十二指腸病変

確診例

[1] 主要所見のAまたはBを有するもの
[2] 主要所見のCと副所見のaまたはbを有するもの
[3] 副所見のa，b，cすべてを有するもの

疑診例

[1] 主要所見のCと副所見のcを有するもの
[2] 主要所見のAまたはBを有する（潰瘍性大腸炎や腸管型
　　ベーチェット病，単純性潰瘍，虚血性腸病変と鑑別不可能）
[3] 主要所見のCのみを有するもの
[4] 副所見のいずれか2つまたは1つのみを有するもの

（厚生労働科学研究費補助金 難治性疾患政策研究事業「難治性炎症性腸管障害に関する調査研究」（久松班）：令和4年度改訂版 潰瘍性大腸炎・クローン病　診断基準・治療指針．令和4年度分担研究報告書，p.32，2023をもとに作成）

■クローン病 病変範囲による分類

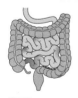 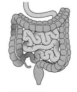 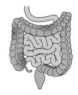

小腸型：
病変は小腸のみ

小腸大腸型：
病変は小腸と大腸

大腸型：
病変は大腸のみ

（厚生労働科学研究費補助金難治性疾患等政策研究事業「難治性炎症性腸管障害に関する調査研究」（鈴木班）：一目でわかるIBD―炎症性腸疾患を診察されている先生方へ 第三版を参考に作成）

■クローン病 臨床重症度分類

	CDAI[※]	合併症	炎症 (CRP値)	治療反応
軽症	150〜220	なし	わずかな 上昇	
中等症	220〜450	明らかな 腸閉塞など なし	明らかな 上昇	軽症治療 に反応 しない
重症	450<	腸閉塞, 膿瘍など	高度上昇	治療反応 不良

※CDAI：Crohn's disease activity index

(厚生労働科学研究費補助金 難治性疾患政策研究事業「難治性炎症性腸管障害に関する調査研究」(久松班)：令和4年度改訂版 潰瘍性大腸炎・クローン病 診断基準・治療指針, 令和4年度分担研究報告書, p.33, 2023)

■クローン病活動性分類（CDAI）

(1) 過去1週間の水様または泥状便の総回数×2	y1
(2) 過去1週間の腹痛（下記スコアで腹痛の状態を毎日評価し7日間を合計する×5 0＝なし，1＝軽度，2＝中等度，3＝高度	y2
(3) 過去1週間の主観的な一般状態（下記スコアで一般状態を毎日評価し7日間を合計）×7 0＝良好，1＝軽度不良，2＝不良，3＝重度，4＝激症	y3
(4) 患者が現在もっている下記項目の数×20 　1) 関節炎 / 関節痛 　2) 虹彩炎 / ブドウ膜炎 　3) 結節性紅斑 / 壊疽性膿皮症 / アフタ性口内炎 　4) 裂肛，痔瘻または肛門周囲膿瘍 　5) その他の瘻孔 　6) 過去1週間の37.8℃以上の発熱	y4
(5) 下痢に対してロペミン®またはオピアト（アヘンアルカロイド塩酸塩）の服薬×30 0＝なし，1＝あり	y5
(6) 腹部腫瘤×10 0＝なし，2＝疑い，5＝確実にあり	y6
(7) ヘマトクリット (Ht)×6 男（47－Ht）　女（42－Ht）	y7
(8) 体重：標準体重（比体重） 100×{1－（体重 / 標準体重)}	y8

CDAIスコアはy1〜y8の合計点で得られる

■ クローン病治療フローチャート

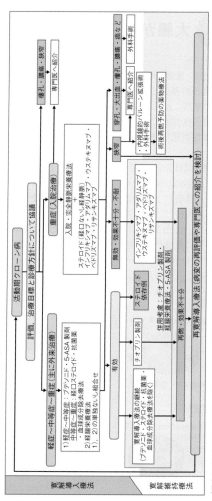

（厚生労働科学研究費補助金 難治性疾患政策研究事業「難治性炎症性腸管障害に関する調査研究」（久松班）：令和4年度改訂版 潰瘍性大腸炎・クローン病 診断基準・治療指針：令和4年度分担研究報告書．p.41，2023）

腸疾患

3 大腸がん

- 結腸・直腸の粘膜上から発生する悪性腫瘍.
- 遺伝的要因によるものが約5％あるとされ，血縁の家族に大腸がん患者がいる場合は注意が必要.
- 遺伝性非ポリポーシス性大腸がん（HNPCC），家族性大腸腺腫症（FPC）などとの関連がいわれている.
- 発生には2つの経路があると考えられている.
  - adenoma-carcinoma sequence（腺腫－がん連関）：良性のポリープが発がん刺激を受けてがん化
  - de-novo発がん：発がん刺激を受けた正常粘膜に直接がんが発生

■ **大腸がんの部位別症状**

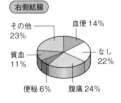

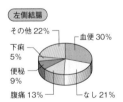

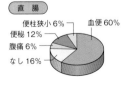

- どの部位のがんでも腸管内腔の狭窄が進むと，腸閉塞症状が出現する

（文献2，p.169）

218

■大腸がんの検査・診断・治療[2)3)]

検査・診断	・検診（スクリーニング検査）として便潜血反応（2日法が有効） ・注腸造影検査〔大腸内腔の狭窄によるapplecore sign（りんごの芯様像）など〕，下部消化管内視鏡検査，CT検査 ・MRI検査，PET-CT検査：転移の検索 ・病理組織検査をもって病期診断を行う 　・早期がん：粘膜下層まで 　・進行がん：固有筋層以降 ・がんの壁深達度，リンパ節転移，肝転移や腹膜転移，腹腔外遠隔臓器転移を組み合わせて，ステージ分類で進行度を評価する
治療	・大腸癌治療ガイドライン（2019年版）に準じて，切除不能のがん以外は基本的に切除を考慮 ・内視鏡切除：内視鏡的粘膜切除術（EMR），内視鏡的粘膜下層剥離術（ESD） ・外科的治療（腹腔鏡・開腹）：がんのある部分と前後の腸管とリンパ節の切除を行う ・化学療法は，術後補助療法・薬物療法が行われる ・放射線治療は，薬物療法後，手術などの治療に移行するコンバージョン療法が行われるようになってきた．局所進行直腸がんで直腸がんの骨盤内再発率を下げる目的で術前化学放射線療法や緩和的放射線照射が行われることがある

Memo

■大腸がんの深達度による分類

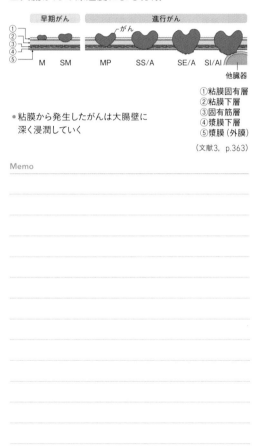

早期がん

進行がん

M　SM　　MP　　SS/A　　SE/A　　SI/AI

他臓器

①粘膜固有層
②粘膜下層
③固有筋層
④漿膜下層
⑤漿膜（外膜）

（文献3，p.363）

- 粘膜から発生したがんは大腸壁に深く浸潤していく

Memo

■大腸がんの外科治療

結腸がん

- がんから10cm離した部位で腸管を切除し，その前後の腸管同士を吻合
- 回盲部切除術，結腸部分切除術，結腸右半切除術，結腸左半切除術，S状結腸切除術など

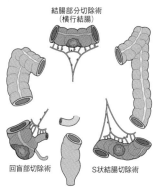

結腸部分切除術
（横行結腸）

回盲部切除術　　　　S状結腸切除術

（文献2，p.174）

Memo

■大腸がんの外科治療 (つづき)

- ・結腸がんの手術と比較し高難度とされる
- ・できる限り膀胱機能や性機能を調節する神経を温存する自律神経温存手術が行われる
- ・直腸局所切除術 (経肛門的切除 / 傍仙骨的切除)：早期がんの場合，がんと周囲の組織のみを切除する術式
- ・前方切除術 (高位前方切除術 / 低位前方切除術)：肛門側はがんから2〜3cm 離して直腸を切離，口側の結腸と温存した直腸を吻合
- ・腹会陰式直腸切断術 (マイルズ手術)：がんが肛門に近く，2cm 以上離して直腸を切離できない場合は，肛門も含め直腸を切除してS状結腸で人工肛門 (ストーマ) を造設

直腸がん

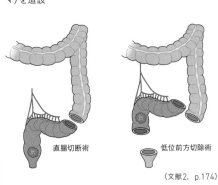

直腸切断術　　　　低位前方切除術

（文献2，p.174）

Memo

■リンパ節郭清

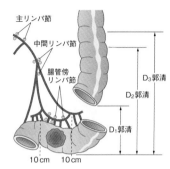

主リンパ節
中間リンパ節
腸管傍リンパ節
D₃郭清
D₂郭清
D₁郭清
10 cm　10 cm

● リンパ節の切除範囲はステージにより決定

D₁郭清：腸管の近くにあるリンパ節（腸管傍リンパ節）を切除

D₂郭清：がんのある腸管に流入する血管（栄養血管）に沿った
　　　　リンパ節（中間リンパ節）も切除

D₃郭清：栄養血管の根本にあるリンパ節（主リンパ節）も切除

(文献15，p.256)

Memo

■大腸がんの転移様式

• 肝，肺の順に
　転移率が高い

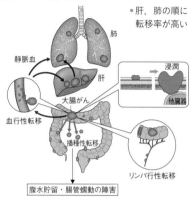

肺

静脈血

肝

浸潤

他臓器

大腸がん

血行性転移

播種性転移

リンパ行性転移

腹水貯留・腸管蠕動の障害

（文献2, p.174）

Memo

腸疾患

4 虫垂炎

- 虫垂に生じる感染性の炎症疾患.
- 原因：虫垂に糞石などの異物が貯留し，虫垂内部が閉塞することによる細菌の増殖
- 症状：上腹部とくに心窩部の突然の腹痛，嘔気・嘔吐，腹部膨満感，発熱
  ※時間経過とともに腹部症状・部位が変化

■腹部症状（典型例）

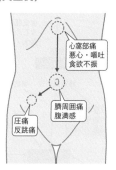

心窩部痛
悪心・嘔吐
食欲不振

臍周囲痛
腹満感

圧痛
反跳痛

- 典型例では，心窩部痛に始まり，臍周囲に移動し，最終的には右下腹部に限局化する

（文献2，p.184）

Memo

■虫垂炎の検査・診断・治療

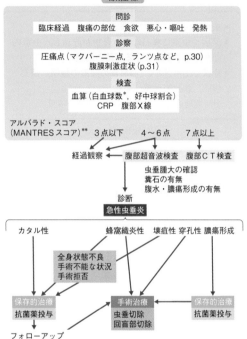

初期診療

問診
臨床経過　腹痛の部位　食欲　悪心・嘔吐　発熱

診察
圧痛点（マクバーニー点，ランツ点など，p.30）
腹膜刺激症状（p.31）

検査
血算（白血球数*，好中球割合）
CRP　腹部X線

アルバラド・スコア
（MANTRESスコア）**　　3点以下　　　4～6点　　　7点以上

経過観察　　腹部超音波検査　腹部CT検査

虫垂腫大の確認
糞石の有無
腹水・膿瘍形成の有無

診断
急性虫垂炎

カタル性　　　　蜂窩織炎性　　壊疽性 穿孔性 膿瘍形成

全身状態不良
手術不能な状況
手術拒否

保存的治療
抗菌薬投与

手術治療
虫垂切除
回盲部切除

保存的治療
抗菌薬投与

フォローアップ
※再発による手術の
　必要性を常に考慮

＊ 診断にとくに重要だが，重症化すると逆に消費され減少するため注
　意が必要
＊＊ 実際にはアルバラド・スコアを用いることは少なく，初期診療で虫垂
　炎が強く疑われると腹部超音波やCT検査に進むことが多い．

（文献3，p.377を改変）

■腹膜刺激症状[3]

症状名	内容
筋性防御 (P.31)	腹部の筋が緊張して固くなっている状態．炎症で刺激された腹膜と同一の脊髄神経の支配領域の腹壁筋肉が反射的に緊張するもので，この緊張の強さは腹膜刺激の強さとほぼ一致する
ブルンベルグ徴候 (Blumberg sign) (P.32)	腹部を圧迫してから急に手を離すと痛みが強くなる症状を反跳痛という．右下腹部における反跳痛をブルンベルグ徴候と呼ぶことが多く，虫垂炎の診断ではもっとも用いられる
ロブシング徴候 (Rovsing's sign)	仰臥位で左下腹部を手掌で圧迫し，下行結腸を下部より上方に押し上げ，回盲部を充満させると痛みが誘発され，右下腹部痛が増強する徴候．壁側腹膜の炎症性刺激によると考えられる
ローゼンシュタイン徴候 (Rosenstein's sign)	左側臥位でMcBurney点を圧迫すると仰臥位よりも疼痛が増強する
閉鎖筋徴候 (Obturator sign)	骨盤内炎症．右股関節を内旋時に疼痛を誘発する．仰臥位で，右下肢と右膝関節をともに90度屈曲させ，大腿を内旋させる
腸腰筋徴候 (Psoas sign)	炎症を起こした虫垂が大腰筋と接していると，後腹膜や腸腰筋に炎症が波及する．右股関節を屈曲もしくは伸展させる操作によって虫垂が伸展され，右下腹部痛が誘発される
ダンフィー徴候 (Dunphy's sign)	咳き込ませることで右下腹部痛が誘発される
踵落とし試験 (heel drop sign)	被験者が立位でつま先立ちをした後，踵を床に勢いをつけて落とすことで，痛みが出現する

■アルバラド・スコア（MANTRELSスコア，1986）

症状	スコア（点）
右下腹部に移動する痛み	1
食欲不振または尿ケトン体	1
悪心・嘔吐	1
右下腹部の圧痛	2
反跳痛	1
発熱（37.3℃以上）	1
白血球増多（10000/mm^{3}以上）	2
左方移動（好中球＞70%）	1

合計スコア7点以上 ⇒ 急性虫垂炎と診断
小児に関しては，小児虫垂炎スコア（PAS：Pediatric Appendicitis Score）が用いられる

■小児虫垂炎スコア（PAS，2002）

症状	スコア（点）
右下腹部に移動する痛み	1
右下腹部痛	2
咳・跳躍・打診による叩打痛	2
嘔気・嘔吐	1
食欲不振	1
発熱（38℃以上）	1
白血球増多（10000/mm^{3}以上）	1
左方移動（好中球750/mm^{3}以上）	1

合計スコア7点以上 ⇒ 急性虫垂炎と診断

腸疾患

5 痔核（痔核・裂肛・痔瘻）

- 肛門に物理的・化学的負荷がかかり発症する炎症や裂創．
- 原因：主に便秘・下痢などの排便異常

腸疾患

5 痔核（痔核・裂肛・痔瘻）

- 肛門に物理的・化学的負荷がかかり発症する炎症や裂創．
- 原因：主に便秘・下痢などの排便異常

■肛門の構造と肛門疾患の発生箇所

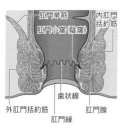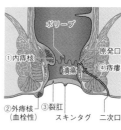

（文献3，p.379）

■病態と症状[3]

	病態	症状
①・② 痔核	・強いいきみなどにより歯状線付近のクッションとよばれる支持組織が弱くなり脱出するようになったもの ・歯状線上にできるものを内痔核，歯状線下にできるものを外痔核とする	・内痔核：排便時の脱出・出血があり，通常痛みはない ・血栓性外痔核：腫れと痛みを伴う ・嵌頓痔核：強い痛みと腫れ，時に一部壊死を伴う

■病態と症状（つづき）

①・② **痔核**	・時に血栓を伴う血栓性外痔核を呈することもある ・痔核が脱出嵌頓した状態を嵌頓痔核という	
③**裂肛**	・硬い便によって肛門上皮に傷ができることにより形成される ・慢性化するとスキンタグ（見張り疣，皮垂）や肛門ポリープが形成される ・痔核の脱出に伴い随伴性裂肛が生じることがある ・クローン病に合併して発症することがある	・排便時の出血と排便後も続く痛み
④**痔瘻**	・肛門小窩から肛門外へつながる瘻管で肛門腺の感染によってできる肛門周囲膿瘍を経て形成される ・肛門外に二次口を形成し，膿の分泌などがある ・時に嫌気性菌の感染から筋膜への炎症・壊死をきたすことがある（フルニエ症候群）	・排便と関係のない痛み・腫脹・膿分泌など ・肛門周囲膿瘍期：疼痛・発熱など

■痔核の検査・診断・治療[2)3)]

検査・診断	・視診：脱出・腫脹の程度，肛門周囲の皮膚の状態 ・指診：肛門周囲膿瘍は圧痛を認め，膿瘍腔を触れる ・肛門鏡診・デジタル肛門鏡：痔核の大きさ，裂肛の程度，痔瘻の排膿の有無など ・詳細な問診に加え，上記の検査，とくに肛門鏡診により診断される ・重症度や進行度を分類する 　・内痔核の程度分類：ゴリガー（Goligher）分類（p.233） 　・裂肛の進行（p.233） 　・痔瘻の分類：隅越分類（p.234）
治療	・痔核・裂肛は保存療法（坐薬・軟膏など），食習慣・排便習慣などの生活習慣や肛門衛生の指導 ・痔瘻は基本的に手術治療になる 【痔核の手術治療】 ・結紮切除法：痔核を，歯状線上を頂点として痔核根部結紮し切除する．皮膚ドレナージを行う最も一般的な手術法である．切除面を閉鎖あるいは半閉鎖する場合もある 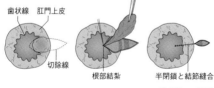 （文献3，p.382） ・ALTA（ジオン®）注射療法：4段階注射法により痔核を硬化縮小させる．血栓性外痔核は局所麻酔下で血栓を除去する

歯状線　肛門上皮

切除線

根部結紮

半閉鎖と結節縫合

231

治療

・PPH (procedure for prolapse and hemorrhoids)：自動吻合器を用いて直腸粘膜を全周性に切除する．一部の痔核や直腸粘膜脱に対する術式

【裂肛の手術治療】

・側方内括約筋切開術 (LIS：lateralinternal sphincterotomy)：最大肛門管静止圧の軽減．Blind 法 (ノタラス (Notaras) 法など)，Open 法 (内括約筋を露出し直視下に切開する) などがある．肛門狭窄を伴う場合は肛門形成術 (sliding skin graft, V-Y 形成術など) を行う

・薬物的括約筋切開法 (保険適用外)：平滑筋弛緩作用を有する薬剤を局所的に用いることで，狭窄した肛門管を拡張する方法．ニトログリセリン軟膏，ニフェジピン局所注射，ジルチアゼム・ゲル，ボツリヌス毒素注射などが有効

【痔瘻の手術療法】

・肛門周囲膿瘍には，切開排膿処置を行う

・治療の基本は瘻管の開放と切除である

・後方は切開開放術，側方前方は瘻管くりぬき術あるいはシートン法を行い，肛門機能の温存をはかる

　・切開開放術：原発口から二次口にゾンデを通し瘻管を確認し切開開放する．その後，可及的に瘻管を切除する．ドレナージ創を大きく取る

　・瘻管くりぬき術：二次口から瘻管を外括約筋貫通部までくり抜く，原発口から原発口・巣を切除し閉鎖する

　・シートン (Seton) 法：原発口から二次口に輪ゴムを通し，ドレナージと切離の両方の効果を得る．輪ゴムが脱落するまで数か月かかることもある

■内痔核のゴリガー (Goligher) 分類

I度	II度
・いきむと軽度の腫脹	・排便時に脱出するが自然に戻る
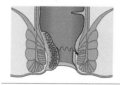	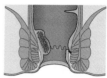

III度	IV度
・排便時に脱出し，手で戻さないと戻らない	・排便時以外にも脱出する
	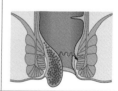

（文献2, p.205）

■裂肛の進行

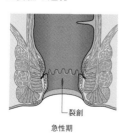

ポリープ

裂創

潰瘍　スキンタグ

急性期　　　　　　慢性期

（文献3, p.381）

■瘻管の部位による分類（隅越分類）

I型：皮下・粘膜下痔瘻	L：皮下痔瘻
	H：粘膜下痔瘻
II型：内外括約筋間痔瘻	L：低位筋間痔瘻 （S：単純，C：複雑）
	H：高位筋間痔瘻 （S：単純，C：複雑）
III型：肛門挙筋下痔瘻	U：片側（S：単純，C：複雑）
	B：両側（S：単純，C：複雑）
IV型：肛門挙筋上痔瘻	

歯状線より高位（high：H），低位（low：L），また瘻管分岐が複雑
（complex：C），単純（simple：S），さらに片側（unilateral：U），
両側（bilateral：B）によって痔瘻を記号化し分類している

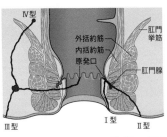

（文献3，p.381）

Memo

腸疾患

大腸憩室

- 腸管内圧上昇により大腸壁の脆弱な部位から大腸粘膜が漿膜側に嚢状に脱出した状態.
- 憩室出血・憩室炎・膿瘍・狭窄などの合併症を併発した場合は治療が必要となるが, 憩室出血・憩室炎は再発率が高い.
- 原因：高齢, 肥満, 飲酒, 男性, 喫煙や便秘などの蠕動異常の関与
- 好発部位：盲腸〜上行結腸, Ｓ状結腸

■大腸憩室の主な症状[2)]

大腸憩室症 （合併症なし）	下痢, 便秘, 腹痛, 腹部膨満感 ※無症状の場合も多い
憩室炎	腹痛（右下腹部, 左下腹部）, 発熱
憩室出血	血便
膿瘍・穿孔・腹膜炎	腹痛, 発熱, 腹膜刺激症状
狭窄・腸閉塞	便秘, 腹部膨満, 嘔吐
瘻孔	尿にガスが混じる気尿, 尿に便が混じる糞尿, 尿路感染

Memo

■大腸憩室の病態

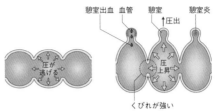

憩室出血　血管　憩室　憩室炎

圧が
逃げる

↑圧出

圧
上昇

圧
上昇

くびれが強い

正常例　　　　　　　　　大腸憩室例

● 大腸蠕動運動が強い場合，大腸内圧が上昇．くびれの部分
（ハウストラ間の半月ひだの部位）が締まるとさらに内圧は上
がる

(文献2，p.190)

■大腸憩室の検査・診断・治療[2)3)]

検査・診断	・血液検査：白血球上昇，CRP（憩室炎で上昇），Hb値（憩室出血で低値） ・CT検査，超音波検査，下部消化管内視鏡検査，注腸造影検査 ※憩室出血では，出血原因の精査のため緊急内視鏡検査を行うことが多い ・CT検査，内視鏡検査で診断を行う
治療	【大腸憩室症】 ・腹部不快感・違和感を訴える場合：食物繊維の摂取などによる便通コントロール ・腹痛や憩室関連性腸炎を合併している場合は：プロバイオティクスや5-アミノサリチル酸製剤（5-ASA製剤）による治療 【憩室出血】 ・食止め・補液による腸管安静治療 ・抗血栓薬・NSAIDsの服用がある場合：可能であれば中止・一時中止

■大腸憩室の検査・診断・治療（つづき）

治療

・止血法：内視鏡によるクリップ止血術，結紮術など，
内視鏡検査困難例，止血不成功例には，動脈塞栓術，
高張バリウム充填術，重症例では外科治療

【憩室炎】
・腸管安静，抗菌薬投与
・膿瘍合併例で膿瘍が限局している場合：抗菌薬治療
を行い，改善不良な場合はCTガイドドレナージを加療
・汎発性腹膜炎，瘻孔合併例，狭窄例：外科治療
※再発を繰り返す場合も手術適応

〈手術法〉

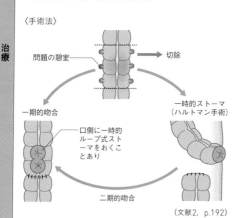

問題の憩室 → 切除

一期的吻合

口側に一時的
ループ式スト
ーマをおくこ
とあり

一時的ストーマ
（ハルトマン手術）

二期的吻合

（文献2, p.192）

Memo

7 腸閉塞・イレウス

- 何らかの原因で消化液や食べ物等の胃の内容物の流れが妨げられ、腹部症状が引き起こされる急性疾患で、機械性腸閉塞と機能性腸閉塞の2つに大別される.
- 腸閉塞は機械的に閉塞している場合をいい、閉塞部位がなくびまん性に腸管の拡張が認められるものをイレウス（ileus）あるいは麻痺性イレウスとよぶようになってきている.

■腸閉塞の分類

| 機械性腸閉塞 | ①単純性腸閉塞 | ・術後の癒着や異物（腫瘍，胆石，硬便等）により腸が塞がれることで引き起こされる
・症状：症状の進行とともに持続化する間欠的な疝痛．腹部の膨張に伴って発生する金属音のような腸音
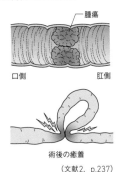 |

口側 ・ 肛側

術後の癒着

（文献2，p.237）

■腸閉塞の分類（つづき）

機械性腸閉塞	②複雑性（絞扼性）腸閉塞	・索状物（紐状の構造物等）により腸管が締め付けられることで引き起こされる ・症状：絞扼部の膨張，腸管の壊死による穿孔，敗血症や多臓器不全
機能性腸閉塞	③麻痺性腸閉塞	・主に炎症や薬剤等が原因となり，腸の蠕動運動が障害されることで発生する ・症状：腸管の麻痺，痙攣
	④痙攣性腸閉塞	・局所的な炎症や自律神経異常が原因で腸管が一部痙攣性に収縮し内容物が流れなくなる ・症状：腸管の麻痺，痙攣

上腸間膜動脈

腸捻転　　　十二指腸閉塞症

腸重積

ヘルニア嚢

ヘルニア嵌頓

口側

拡張

小腸係蹄の結節形成

索状物による絞扼

（文献2, p.237）

■腸閉塞の検査・診断・治療[2) 3)]

<table>
<tr><td rowspan="2">検査・診断</td><td>

・X線検査（最も良く行われる），CT検査　※妊婦では超音波検査
・MRI検査：小腸型閉塞の診断
・注腸検査：機能性腸閉塞と機械性腸閉塞の区別
※完全/高度腸閉塞の患者には禁忌

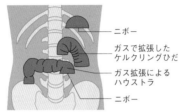

・既往歴，視診，触診，画像検査により診断を行う

</td></tr>
</table>

ニボー

ガスで拡張したケルクリングひだ

ガス拡張によるハウストラ

ニボー

（文献2, p.238）

治療	【保存療法】 ・軽症の場合に行う ・点滴と絶食による治療 ・腸管の減圧（イレウスチューブ，p.128参照） 【手術療法】 ・保存療法の効果がみられない，血流障害を伴う絞扼性腸閉塞の場合に行う ・癒着や絞扼の起きている部位を修正し，閉塞を解除する ・重度の腸閉塞の場合は内容物の詰まっている部分や血行障害により壊死した部分を腸管ごと切除する

Memo

肝胆膵疾患

1 肝硬変

- 肝硬変は種々の原因により発症した慢性肝疾患の終末像.
- 肝細胞の変性・壊死と肝実質の結節性再生と小葉構造の改築を認める.
- 肝機能不全と門脈圧亢進症状を生じる.

■肝硬変の病因別割合

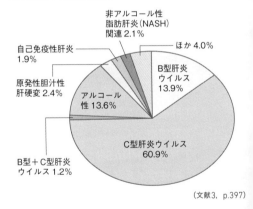

非アルコール性
脂肪肝炎（NASH）
関連 2.1%

ほか 4.0%

自己免疫性肝炎
1.9%

原発性胆汁性
肝硬変 2.4%

B型肝炎
ウイルス
13.9%

アルコール
性 13.6%

C型肝炎ウイルス
60.9%

B型＋C型肝炎
ウイルス 1.2%

（文献3, p.397）

Memo

■肝硬変の症状

代償性肝硬変：自覚症状に乏しい．軽度の倦怠感と易疲労感など
非代償性肝硬変：**下図**

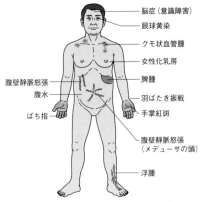

脳症（意識障害）
眼球黄染
クモ状血管腫
女性化乳房
腹壁静脈怒張
脾腫
腹水
羽ばたき振戦
ばち指
手掌紅斑
腹壁静脈怒張
（メデューサの頭）
浮腫

（文献3, p.398）

■肝硬変の検査・診断・治療[2) 3)]

検査・診断	・血液検査：肝硬変の進行度の確認 ・腹部超音波検査，CT検査，上部消化管内視鏡検査 ・肝生検（線維化）により病理組織学的に確定診断 ※実際は問診，診察所見，血液検査，画像検査から診断されることが多い ・チャイルド・ピュー（Child-Pugh）スコアにより重症度を分類
治療	・病状の進行を防ぐための原因治療を行う 　・ウイルス性：抗ウイルス療法 　・アルコール性：禁酒指導 　・原因治療が困難な場合：肝庇護療法 　・末期肝硬変：生体肝移植 ・合併症の治療，肝がんのスクリーニングも重要

■肝硬変の進行度

肝障害	・AST，ALTの上昇 ※進行した肝硬変では正常値を示すことも多い
合成能の低下	・プロトロンビン時間 (PT) 延長 ・アルブミン，コリンエステラーゼ，総コレステロールの低下
解毒作用の低下	・アンモニアの上昇
線維化の程度	・血小板数の低下 ・ヒアルロン酸・コラーゲンIVの上昇
慢性炎症の程度	・硫酸亜鉛混濁試験 (ZTT)，チモール混濁試験 (TTT) の上昇 ・ガンマグロブリンの上昇

Memo

■肝硬変の進行抑制を目的とした薬物治療

治療の目的	薬剤
C型肝炎	IFN-free治療
B型肝炎	核酸アナログ製剤(ラミブジン(ゼフィックス®)，アデホビル(ヘプセラ®)，エンテカビル(バラクルード®)，テノホビル(テノゼット®))
自己免疫性肝炎	副腎皮質ステロイド(プレドニン®錠)
抗炎症療法 (肝庇護療法)	強力ネオミノファーゲンシー® ウルソデオキシコール酸(ウルソ®錠)
栄養療法 (肝不全用経口栄養製剤)	アミノレバン®EN配合散 リーバクト®配合顆粒

(日本肝臓学会編：慢性肝炎・肝硬変の診療ガイド2019. p.70，文光堂，2019を参考に作成)

■合併症の治療[3]

主な合併症	治療法
下腿浮腫・腹水	・塩分制限，利尿薬投与によるコントロール 　・コントロール不十分な場合：アルブミン製剤の投与を検討 ・栄養状態の改善をはかる目的でアミノ酸製剤の服薬 ・難治性の腹水に対しては，門脈圧を下げる目的でのシャント術など特殊治療の検討
食道・胃静脈瘤	・合併が予想される症例では定期的に内視鏡検査を施行し，内視鏡的静脈瘤結紮術(EVL)や内視鏡的硬化療法(EIS)の適応を検討 ・静脈瘤からの出血に対しては，迅速に内視鏡検査を実施

■合併症の治療 (つづき)

肝性脳症	・特徴的な症状・所見：羽ばたき振戦，脳波検査における三相波（陰性－高振幅陽性－陰性の三相を示す脳波），アンモニア値の上昇 ・発症時には，アミノ酸組成の改善のために分枝鎖アミノ酸製剤の投与 ・発症予防には，排便コントロール，ラクツロースの投与による腸管内のアンモニア産生・吸収の抑制，低タンパク食によるアンモニアの生成の抑制 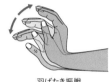 羽ばたき振戦

Memo

肝胆膵疾患

2 肝細胞がん

- 肝臓に発生する悪性腫瘍で，原発性肝がんの95%以上を肝細胞がんと胆管細胞がんが占める．
- 大半は慢性ウイルス（B型・C型）性肝炎や肝硬変より発生する．
- 症状：初期は自覚症状に乏しい．進行例で，肝硬変の症状（p.243）や腫瘍破裂による突然の腹痛やショックの出現

■肝細胞がんの検査・診断・治療[2) 3)]

検査・診断	・血液検査：腫瘍マーカー（AFP（αフェトプロテイン），PIVKA-Ⅱ（AFP高値の慢性肝疾患ではAFP-L3分画の測定を追加）） ・腹部超音波検査・造影超音波検査，造影CT検査，造影MRI検査〔肝細胞に特異性が高い造影剤ガドキセト酸ナトリウム（EOB・プリモビスト®）を用いる〕，血管造影検査 ・肝がんの早期発見において，2〜3か月ごとの腹部超音波検査と6か月ごとの腹部造影CTまたはMRI検査がスクリーニングとして重要 ・造影CT検査，造影MRI検査による所見から診断 ※胆管細胞がんの場合，動脈優位相での腫瘍濃染に乏しく，最終的には肝腫瘍生検の結果をもって診断することが多い
治療	・肝障害度，腫瘍数，腫瘍径，肝予備能評価（Child-Pughスコア）を考慮して治療法を決定する〔肝細胞がん治療におけるアルゴリズム（p.248）を参照〕

■肝細胞がん治療におけるアルゴリズム

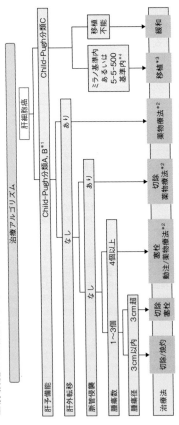

治療法について、2段になっているものは上段が優先される。スラッシュはどちらも等しく推奨される。

*1：肝切除の場合は肝障害度による評価を推奨
*2：Child-Pugh 分類 A のみ
*3：患者年齢は65歳以下
*4：遠隔転移や脈管侵襲なし、腫瘍径5cm以内かつ腫瘍数5個以内かつAFP500ng/mL以下

(日本肝臓学会 編「肝癌診療ガイドライン2021年版」2021年、P76. 金原出版)

■肝切除の種類

系統的肝切除			
肝区域切除			
前区域切除	外側区域切除	内側区域切除	後区域切除

非系統的切除	葉切除		3区域切除
肝部分切除	左葉切除	右葉切除	

カントリー線

(文献2, p.304)

■ラジオ波焼灼術

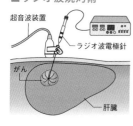

超音波装置
ラジオ波電極針
がん
肝臓

- 経皮的に電極を刺し，ラジオ波を照射することで腫瘍を凝固焼灼する
- 電極が熊手様に展開し，少ない治療回数で広い焼灼範囲が得られる

(文献2, p.305)

■肝動脈化学塞栓療法（TAE・TACE）

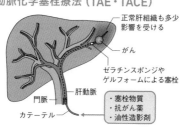

正常肝組織も多少影響を受ける
がん
ゼラチンスポンジやゲルフォームによる塞栓
肝動脈
門脈
カテーテル

・塞栓物質
・抗がん薬
・油性造影剤

(文献2, p.306)

肝胆膵疾患

3 非アルコール性脂肪肝（NAFLD）

- 脂肪肝は，飲酒により引き起こされるアルコール性脂肪肝とその他の原因により引き起こされる非アルコール性脂肪肝（NAFLD）に大別される．
- NAFLDは近年増加傾向にあり，進行すると非アルコール性肝炎（NASH）へと発展し，肝硬変や肝細胞がんの要因となり得る．
- 要因：肥満，喫煙，果糖の過剰摂取，睡眠障害，歯周病との関連
- 症状：特異的な症状はないが，進行した場合は肝硬変症状の出現

■ NAFLD/NASH の検査・診断・治療[2) 3)]

検査・診断	・血液検査：AST＜ALTのトランスアミナーゼ上昇，γ-GTP上昇，ChE上昇 ※ただしNASHから肝硬変に至るとAST＞ALT ・腹部超音波検査 ・腹部CT検査：肝CT値，肝／脾CT値（L/S比）の低下 ・NAFLDの診断基準のもと診断を行う ・基本的に肝臓での脂肪の沈着，および目立った飲酒習慣がないことが認められ，ウイルス肝炎や自己免疫性疾患等の他の肝疾患による脂肪肝の可能性が除外されればNAFLDと診断される ・NASHは肝生検により確定診断となる
治療	・治療の中心は食事療法，運動療法による生活習慣の改善 ・薬物治療により併発している生活習慣病の治療，管理等を行う

■ NAFLD の診断基準

①画像診断あるいは組織学的に肝脂肪化を認める（5%以上）

②目立った飲酒習慣がない（エタノール換算男性：30g/日，女性：20g/日未満）

③肝脂肪化をきたす他の要因がない（薬剤性脂肪肝等の除外*）

④慢性肝疾患の要因が併存しない（C型肝炎，B型肝炎，ウィルソン病等の除外）

*薬剤性脂肪肝：タモキシフェン，ステロイド，テトラサイクリン性抗菌薬の服用等が原因となる脂肪肝

■ 脂肪肝の分類

Type	組織所見	
1	脂肪沈着のみ	NAFLD
2	脂肪沈着＋小葉内の炎症	
3	脂肪沈着＋肝細胞の風船様変生	NASH
4	type 3＋肝線維化あるいはマロリー・デンク小体	

■ NASH/NAFLD の治療

1. 食事療法

・BMIの低下を目標とし減量するか，必要な栄養素を過不足なく摂取する

・果糖の摂取を制限する

2. 運動

・有酸素運動及びアイソメトリックトレーニング*を習慣付ける

3. 薬物治療

・インスリン抵抗性改善薬

・抗酸化剤

・瀉血療法（肝臓での鉄分の過剰な蓄積を改善する療法）

・肝庇護療法（肝臓での炎症化を鎮静化し，肝硬変や肝がんへの進展を抑制する治療法）

*アイソメトリックトレーニング：筋肉トレーニングの一種．特定の姿勢を維持することで筋肉に刺激を加えるトレーニング法．

（文献3，p.407）

急性ウイルス性肝炎

- 主としてA, B, C, E型肝炎ウイルスの感染により, 肝臓全体に壊死・炎症反応が起こる病態.
- 他の原因ウイルス：EBウイルス, サイトメガロウイルス (低頻度)

■急性ウイルス性肝炎の病態[3]

肝炎ウイルス	ウイルス遺伝子	感染源	潜伏期間	病態
A型肝炎ウイルス	RNAウイルス	経口：汚染水・食品(特にカキなどの二枚貝)	2〜6 (平均4) 週間	一過性感染, 劇症肝炎
B型肝炎ウイルス	DNAウイルス	血液・体液	4〜24 週間	一過性感染, 劇症肝炎, 慢性化
C型肝炎ウイルス	RNAウイルス	血液・体液	2〜14 週間	一過性感染, 慢性化
E型肝炎ウイルス	RNAウイルス	経口：汚染水・食品	2〜9 (平均6) 週間	一過性感染, 劇症肝炎

Memo

■急性ウイルス性肝炎の検査・診断・治療

検査・診断	・血液検査：肝機能の評価（AST・ALTの著明な上昇），肝予備能の評価（プロトロンビン時間，総ビリルビン） ・抗原・抗体・DNA・RNA検査：肝炎ウイルスの同定
治療	・安静・補液などの保存的治療：多くは自然治癒 ・炎症が長期化・慢性化した場合，各ウイルスに応じた治療を行う（各項参照）

■A型急性肝炎の経過・治療

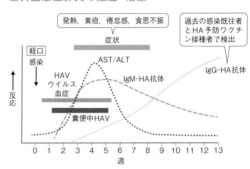

- 治療：安静，栄養管理など
- 予防：HAワクチン
  ※蔓延国の渡航の際には推奨される

（文献3，p.409を改変）

Memo

■B型急性肝炎の経過・治療

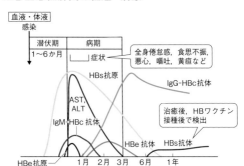

血液・体液
感染

潜伏期　病期
1～6か月

症状

全身倦怠感，食思不振，悪心，嘔吐，黄疸など

HBs抗原

IgG-HBc抗体

AST，ALT

IgM-HBc抗体

治癒後，HBワクチン接種後で検出

HBe抗体　HBs抗体

HBe抗原　1月　2月　3月　6月　1年

- 治療：大部分は自然治癒
  遺伝子型A型によるB型急性肝炎の一部で慢性化のリスク
  →経過をみながら核酸アナログ投与を検討
- 予防：①HBVキャリアの母親から生まれる児に対する，HBV
  免疫グロブリン（HBIG）とB型肝炎ワクチン（HBワクチン）の
  組み合わせ投与，②医療従事者など希望者に対するHBワク
  チン接種，③0歳児全員に対する公費負担によるHBワクチ
  ン接種（2016年10月開始）

（文献3，p.411を改変）

Memo

■C型急性肝炎の経過・治療

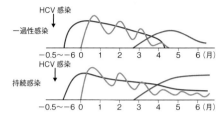

— MCV-RNA（陽性：持続感染状態）
— ALT
— HCV抗体（陽性：感染既往，持続感染状態）

- 治療：経過観察（発症後3カ月まではHCV-RNAを定期的に測定），その後HCV-RNAの減少傾向がない場合，経口DAAs（直接作用型抗ウイルス薬）製剤投与
- 予防：ワクチンなし

（文献3, p.412）

■E型急性肝炎の経過・治療

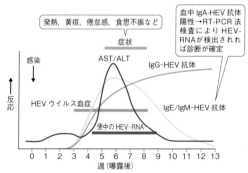

- 治療：安静，栄養管理など（多くの場合6か月以内に治癒）
- 予防：ワクチンなし

（文献3, p.410を改変）

肝胆膵疾患

5 劇症肝炎

- 急性肝炎のうち，初発症状出現から8週以内にプロトロンビン時間が40％以下に低下し，昏睡Ⅱ度以上の肝性脳症を生じる肝炎をいう．
- 原因：肝炎ウイルス感染，薬剤アレルギー，自己免疫性肝炎など

■劇症肝炎の検査・診断・治療[2) 3)]

検査・診断	・血液検査，腹部超音波検査，腹部CT検査など ・診断基準は，初発症状出現から8週以内にプロトロンビン時間が40％以下に低下し，昏睡Ⅱ度以上の病態を呈すること
治療	・急性期では絶対安静，絶飲食，ブドウ糖中心の高カロリー輸液（アミノ酸製剤は禁忌），全身管理，合併症対策 　・合併症：感染症，DIC（播種性血管内凝固症候群），消化管出血，腎不全など ・B型肝炎ウイルスが原因の場合：核酸アナログ製剤やインターフェロン製剤による治療 ・肝性脳症治療：ラクツロース注腸，非吸収性抗菌薬投与 ・脳浮腫予防・治療：マンニトール投与 ・人工肝補助療法（血漿交換と持続ろ過透析の併用） ・生体部分肝移植

■肝性脳症の昏睡度分類[3]

昏睡度	精神症状	参考事項
I	・睡眠・覚醒のリズムの逆転 ・多幸気分，ときに抑うつ状態 ・だらしなく，気にとめない状態	・retrospectiveに しか判定できない 場合が多い
II	・指南力（時・場所）障害，物を取り違える（confusion） ・異常行動（例：お金をまく，化粧品をゴミ箱に捨てるなど） ・ときに傾眠状態（普通の呼びかけで開眼し，会話ができる） ・無礼な言動があったりするが，医師の指示に従う態度を見せる	・興奮状態 ・尿，便失禁がない ・羽ばたき振戦あり
III	・しばしば興奮状態またはせん妄状態を伴い，反抗的態度を見せる ・嗜眠状態（ほとんど眠っている） ・外的刺激で開眼しうるが，医師の指示に従わない，または従えない（簡単な命令には応ずる）	・羽ばたき振戦あり （患者の協力が得られる場合） ・指南力は高度に障害
IV	・昏睡（完全な意識の消失） ・痛み刺激に反応する	・刺激に対して払いのける動作，顔をしかめるなどが見られる
V	・深昏睡 ・痛み刺激にもまったく反応しない	

6 胆石症

- 胆嚢や胆管に結石を形成する病態の総称（胆嚢結石・胆管結石・肝内結石）.
- 約80％は胆嚢結石，約20％で胆管結石，肝内結石はまれ.
- 胆石は成分により，コレステロール胆石，色素胆石などに分類される.
- リスク因子：女性，肥満，急激な減量，妊娠回数の増加など
- 明らかな症状がないものを「無症状胆石」という.

■胆嚢結石の発生部位と症状

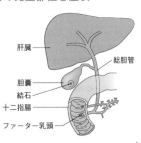

肝臓
総胆管
胆嚢
結石
十二指腸
ファーター乳頭

（文献2，p.320）

- 症状：胃痛のような腹痛，絞られるような強い心窩部から右季肋部にかけての腹痛（胆石発作・仙痛発作）
- 胆嚢炎を生じることがある（食後しばらくしてから起こる腹痛・右季肋部の腫大胆嚢の触知），マーフィー（Murphy）徴候

■胆管結石の発生部位と症状

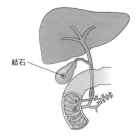

（文献2，p.320）

- 症状：腹痛や嘔気など非典型的な上腹部症状，黄疸・心窩部奥の腹痛（結石が乳頭部にはまり込む（嵌頓）により胆汁の流れがせき止められる）
- うっ滞した胆汁に感染が起きると，急性胆管炎を生じ，シャルコー（Charcot）の三徴（黄疸，発熱，心窩部痛）がみられる．重症例ではショック，意識障害を伴う
- 胆管結石が乳頭部で膵管を閉塞させて膵液の流れを妨げ，急性膵炎を引き起こすことがある（胆石膵炎）

■肝内結石の発生部位と症状

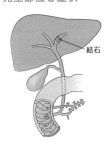

（文献2，p.320）

- 症状：腹痛，黄疸，胆管炎症状
- 再発を繰り返しやすく，肝内胆管がんを合併することがある

■マーフィー徴候

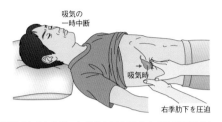

吸気の
一時中断

吸気時

右季肋下を圧迫

- 胆嚢があるあたりの右季肋下を圧迫しながら深呼吸をしてもらうと，痛みのために吸気が止まる

（文献3，p.421）

■成分による胆石の分類

コレステロール胆石		
純コレステロール石	混成石	混合石
・放射状構造	・内層の主成分はコレステロール，または混合石 ・外層は層状	・放射状構造と層状構造が混在

色素胆石	
黒色石	ビリルビンカルシウム石
・無構造，硬い	・同心円状ときに無構造

（文献2，p.321）

■胆石症（胆嚢結石・胆管結石）の検査・診断・治療[2] [3]

検査・診断	胆嚢結石	・血液検査：胆嚢炎の発症で，白血球数，C反応性タンパク（CRP）の上昇 ・腹部超音波検査 ・腹部CT検査：胆嚢がんとの鑑別
	胆管結石	※腹部超音波検査では確認が困難 ・血液検査：胆汁うっ滞の所見として肝胆道系酵素（AST，ALT，γ-GTP，ALP）・ビリルビン・白血球数・CRPの上昇 ・核磁気共鳴胆管膵管造影（MRCP），内視鏡的逆行性胆管造影（ERCP），腹部CT検査，超音波内視鏡（EUS） ※EUSによる診断が最も精度が高い
治療	胆嚢結石	【無症状】 ・定期的な経過観察 【有症状】 ・基本は，腹腔鏡下胆嚢摘出術・開腹胆嚢摘出術 ・コレステロール胆石の場合，胆汁酸製剤（ウルソデオキシコール酸）による経口溶解療法 ・脂質の多い食事が誘因となるため，脂質制限を行う ・発作の急性期には，鎮痙薬としてブチルスコポラミン臭化物の注射・内服，あるいはフロプロピオン（コスパノン®）の内服
	胆管結石	・無症状の場合でも治療を行うことがある ・ERCPによる内視鏡的結石除去 ・胆管結石の原因の多くは胆嚢からの胆石の落下のため，胆嚢結石のある症例では胆管結石の治療後は胆嚢摘出が推奨される ・急性胆管炎を起こしている場合，治療の基本は絶飲食，抗菌薬の投与，胆道ドレナージ．重症の場合は手術療法

7 胆嚢がん・胆管がん

- 胆嚢に発生するがんを胆嚢がん，肝外・肝内胆管に発生するがんを胆管がんという（乳頭部がんも含めて胆道がんとよばれる）.
- 胆嚢がんは女性に多く，胆管がんは男性に多い.
- 一部のがんでは，膵・胆管合流異常，原発性硬化性胆管炎などの胆管慢性炎症を背景として発症する.

■胆嚢がんの腫瘍の位置と症状

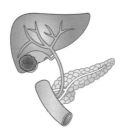

(文献3, p.426)

- 発生初期の症状：無症状
- 進行期の症状：右上腹部痛，黄疸，悪心・嘔吐，体重減少など

Memo

■胆管がんの腫瘍の位置と症状

肝外胆管がん

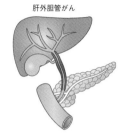

肝内胆管がん

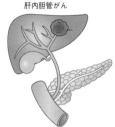

(文献3, p.426)

- 症状：閉塞性黄疸（眼球・皮膚の黄染，赤褐色尿），灰白色の便など
- 遠位胆管が閉塞した場合，クールボアジェ（Courvoisier）徴候（胆汁で腫大した胆嚢の触知）

■胆嚢がん・胆管がんの検査・診断・治療[2)3)]

検査・診断	【検診などスクリーニング】 ・血液検査：AST，ALT，ALP，γGTP，総ビリルビン，直接ビリルビンなど肝逸脱酵素や胆道系酵素の上昇，腫瘍マーカー（CA19-9，CEA）の上昇 ・腹部超音波検査 【胆道の検査】 ・造影CT検査，MRI（MRCP）検査，内視鏡的逆行性胆管造影検査（（ERCP），狭窄部位の擦過細胞診やステント挿入による減黄処置が可能），超音波内視鏡検査（EUS），経口胆道鏡（POCS），管腔内超音波検査（IDUS） ・PET検査：遠隔転移の診断

■胆嚢がん・胆管がんの検査・診断・治療（つづき）

治療	・閉塞性黄疸に対する減黄処置（術前・手術不可能時）：経皮的アプローチ（PTBD）と内視鏡的（経乳頭的）アプローチがある ・根治的治療は外科的切除で，腫瘍の局在により術式が異なる ・切除不能例では化学療法，放射線治療

■胆道がんの治療アルゴリズム

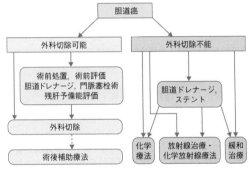

（日本肝胆膵外科学会，胆道癌治療ガイドライン作成委員会編：エビデンスに基づいた胆道癌診療ガイドライン．改訂第3版，p.14，医学図書出版，2019を改変）

Memo

■減黄処置

経皮的アプローチ
（PTBD）

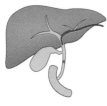

内視鏡的経鼻胆道ドレナージ
（ENBD）

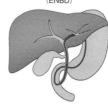

内視鏡的胆道ステント留置
（EBS）

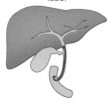

自己拡張型金属ステント
（SEMS）

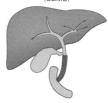

（文献3, p.429）

Memo

8 急性膵炎

- 膵臓で分泌される消化酵素が，何らかの原因により膵臓内で活性化され，膵が自己消化されてしまう病態.
- 中高年の男性に多い.
- 原因：胆管胆石，アルコール，医原性（ERCP，薬剤など），脂質異常症，膵管癒合不全，遺伝性膵炎など
  ※特発性である場合も多い

■急性膵炎の症状

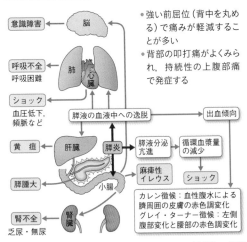

- 強い前屈位（背中を丸める）で痛みが軽減することが多い
- 背部の叩打痛がよくみられ，持続性の上腹部痛で発症する

意識障害 ← 脳

呼吸不全 ← 肺
呼吸困難

ショック ← 心臓
血圧低下，頻脈など

黄疸 ← 肝臓

膵腫大 ←

腎不全 ← 腎臓
乏尿・無尿

膵炎
膵液の血液中への逸脱 → 出血傾向

膵液分泌亢進 → 循環血漿量の減少

麻痺性イレウス → ショック

小腸

カレン徴候：血性腹水による臍周囲の皮膚の赤色調変化
グレイ・ターナー徴候：左側腹部変化と腰部の赤色調変化

（文献2，p.345）

■急性膵炎の検査・診断・治療[2) 3)]

検査・診断	・血液・尿検査：膵酵素の上昇 ・腹部超音波検査もしくは腹部(造影)CT検査 ・症状・検査結果から，診断基準(厚生省難治性膵疾患に関する調査研究班2008年)に基づき診断を行う ・診断後は重症度判定(厚生省難治性膵疾患に関する調査研究班2008年)をもとに治療方針を検討する
治療	【急性期】 ●軽症 　・絶食，輸液，膵酵素阻害薬や抗菌薬の点滴投与 　※発症時は軽症であっても徐々に重症化する例があるため，症状とバイタルサインに注意する ●重症 　・透析や人工呼吸管理などを含めた全身治療 　・膵炎が長期化し，膵壊死部に感染や出血などが起こった場合，開腹や内視鏡によるデブリードマンや洗浄(ネクロゼクトミー)が必要になる場合がある 【治癒後の予防】 ●アルコール性膵炎の場合，禁酒指導を行う ●脂質異常症(高トリグリセリド血症)による場合，食事指導や薬物療法を検討する ※胆石膵炎の場合，胆嚢からの落下結石を防ぐため，胆嚢摘出が推奨される

■急性膵炎の診断基準
(厚生省難治性膵疾患に関する調査研究班2008年)

1. 上腹部に急性腹痛発作と圧痛がある．
2. 血中または尿中に膵酵素の上昇がある．
3. 超音波，CTあるいはMRIで膵に急性膵炎に伴う異常所見がある．

上記3項目中2項目以上を満たし，他の膵疾患および急性腹症を除外したものを急性膵炎と診断する．ただし，慢性膵炎の急性増悪は急性膵炎に含める．
注：膵酵素は膵特異性の高いもの(膵アミラーゼ，リパーゼなど)を測定することが望ましい．

(厚生労働省：急性膵炎の診断基準．厚生労働省難治性膵疾患に関する調査研究班，2008)

■急性膵炎の重症度判定基準
（厚生省難治性膵疾患に関する調査研究班2008年）

A. 予後因子（予後因子は各1点とする）

1	Base Excess≦−3mEq/L，またはショック（収縮期血圧≦80mmHg）
2	PaO$_2$≦60mmHg（room air），または呼吸不全（人工呼吸管理が必要）
3	BUN≧40mg/dL（or Cr≧2mg/dL），または乏尿（輸液後も1日尿量が400mL以下）
4	LDH≧基準値上限の2倍
5	血小板数≦10万/mm^3
6	総Ca≦7.5mg/dL
7	CRP≧15mg/dL
8	SIRS診断基準*における陽性項目数≧3
9	年齢≧70歳

＊SIRS診断基準項目：（1）体温＞38℃または＜36℃，（2）脈拍＞90回/分，（3）呼吸数＞20回/分またはPaCO$_2$＜32torr，（4）白血球数＞12,000/mm^{3}か＜4,000mm^{3}または10％幼若球出現

B. 造影CT Grade
1 炎症の膵外進展度

前腎傍腔	0点
結腸間膜根部	1点
腎下極以遠	2点

2 膵の造影不良域
膵を便宜的に3つの区域（膵頭部，膵体部，膵尾部）に分けて判定する．

各区域に限局している場合，または膵の周辺のみの場合	0点
2つの区域にかかる場合	1点
2つの区域全体を占める，またはそれ以上の場合	2点

1＋2 合計スコア

1点以下	Grade 1
2点	Grade 2
3点以上	Grade 3

重症の判定
①予後因子が3点以上，または②造影CT Grade 2以上の場合は重症とする．

（厚生労働省：急性膵炎の診断基準，厚生労働省難治性膵疾患に関する調査研究班，2008）

肝胆膵疾患

膵がん

- 膵頭部に発生する膵頭部がん（約78％），膵体尾部に発生する膵体尾部がん（約22％）がある．
- 約90％以上は膵管上皮由来の浸潤性膵管がんで，ほかに膵の内分泌細胞由来の神経内分泌腫瘍や嚢胞性腫瘍，粘液を分泌する膵管内乳頭粘液性腫瘍（IPMN）などがある．
- 以前より改善傾向ではあるが，予後が厳しい．
- リスク因子：家族歴，遺伝性がん，糖尿病，肥満，慢性膵炎，膵嚢胞，喫煙，飲酒など
- 症状：腹痛，黄疸，腰背部痛，体重減少など

■膵がんの検査・診断・治療[2) 3)]

検査・診断	・診断のファーストステップとして，血液検査（膵酵素の上昇）・腫瘍マーカー（CEA，CA19-9，DUPAN-2の上昇），腹部超音波検査 ※腫瘍マーカーの特異度は低い ・造影CT検査，造影MRI検査，超音波内視鏡検査 ・鑑別診断が必要な場合は，内視鏡的逆行性胆管膵管造影（ERCP）
治療	・切除可能性分類に従って治療方針が策定される 【切除可能（R）】 ・外科的治療が第一選択で，術後補助化学療法が一般的に行われる 　・膵頭部病変：膵頭十二指腸切除（p.271） 　・膵体尾部病変：膵体尾部切除（p.271） 【切除可能境界（BR）】 ・術前補助化学療法後に再評価を行い，手術を検討する 【切除不能（UR）】 ・薬物療法，放射線療法

■切除可能性分類

分類		詳細
切除可能 (R)		門脈 / 上腸間膜静脈に腫瘍が接触・浸潤なし，または180°未満の接触・浸潤で，動脈の接触・浸潤のない腫瘍
切除可能境界 (BR)	門脈系への浸潤のみ	動脈への接触・浸潤がなく，門脈 / 上腸間膜静脈に180°以上の接触・浸潤のある腫瘍
	動脈系への浸潤あり	上腸間膜動脈，腹腔動脈に180°未満の接触浸潤を認めるが，固有肝動脈への接触浸潤なし
切除不能 (UR)		①，②以外

(日本膵臓学会編：膵癌取り扱い規約第8版，金原出版，2023を参考に作成)

■膵体尾部がんの転移様式

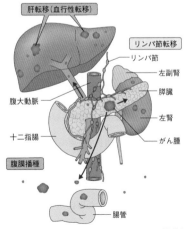

肝転移（血行性転移）

リンパ節転移

リンパ節

左副腎

膵臓

腹大動脈

左腎

十二指腸

がん腫

腹膜播種

腸管

(文献2, p.361)

■膵頭十二指腸切除と再建

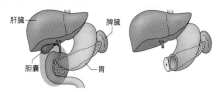

- 十二指腸に連続する胃，空腸の一部と胆管，膵頭部とリンパ節を含む周囲組織を一塊として切除する
- 膵頭部を貫く門脈に浸潤がある場合は，門脈合併切除をする場合もある
- 胃をすべて温存する全胃幽門輪存膵頭十二指腸切除(PpPD)も行われている

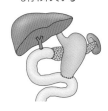

- 切除後，膵，胆管および胃の断端は空腸を用いて再建する
- 再建法：チャイルド法，ウィップル法，今永法など

（文献2，p.357）

■膵体尾部切除術

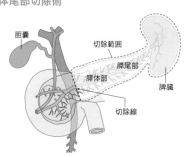

（文献2，p.361）

10 慢性膵炎

- 膵酵素の慢性的な活性化により，膵臓組織が自己融解し非可逆的な破壊，線維化を生じた状態．
- 男女比は4.6：1で男性に多い．
- 原因：アルコール（最多），特発性，高カルシウム血症，脂質異常，膵管奇形，遺伝性など
- 進行性の難治疾患で，代償期・移行期・非代償期と進行する．

■慢性膵炎の進行と症状

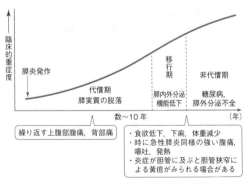

- 腹痛は病態が進行し膵組織が破壊されると，軽減する傾向がみられる

（文献2，p.349を改変）

■慢性膵炎の検査・診断・治療[2) 3)]

検査・診断	・血液・尿検査：膵酵素の上昇 ・腹部超音波・CT検査：膵内石灰化 ・磁気共鳴胆管膵管造影（MRCP）・内視鏡的逆行性膵胆管造影（ERCP）：膵管不整像 ・「慢性膵炎臨床診断基準2019」を基に診断される（画像検査，組織検査，症状，血液データ，飲酒歴，膵外分泌機能障害，急性膵炎の既往など）
治療	【代償期】 ・禁酒が重要 ・低脂肪食（1日30g以下），禁煙 ・症状に対する治療：NSAIDsなどの鎮痛薬，消化酵素薬，制酸薬など ※急性増悪時は急性膵炎に準じた治療を行う． 【非代償期】 ・脂肪制限食（1日40g以下） ・消化酵素薬の補充， ・糖尿病の管理（インスリン治療による血糖コントロールが基本） ・膵管狭窄，膵石が痛みの原因であれば，内視鏡下に膵管狭窄部にステント挿入，膵石がある場合は，内視鏡による除去や体外衝撃波結石破砕術（ESWL）の併用を検討 ・内視鏡治療が無効な場合には，外科手術（膵管減圧術や膵切除）を考慮

Memo

引用・参考文献

1) 小西敏郎監：フィジカルアセスメントポケットブックmini．Gakken，2023．
2) 落合慈之監：消化器疾患ビジュアルブック．第2版，Gakken，2019．
3) 真船健一編：消化器ビジュアルナーシング．改訂第2版，Gakken，2020．
4) 看護版ひとつひとつわかりやすく。編集チーム：解剖生理をひとつひとつわかりやすく。Gakken，2020．
5) 甲田英一ほか監：Super Select Nursing 消化器疾患．Gakken，2011．
6) 荒井邦佳監：ビジュアル早期胃・食道・咽頭癌内視鏡診断．Gakken，2013．
7) 荒尾晴惠ほか編：がん看護ナースポケットブック．Gakken，2022．
8) 永井秀雄監：ドレーン＆チューブ管理マニュアル．改訂第2版，Gakken，2019．
9) 石黒保良ほか：胆道ドレナージ．永井秀雄，中村美鈴編，臨床に活かせるドレーン＆チューブ管理マニュアル．Gakken，2011．
10) 椿 昌裕編著：ひとりだちできる 内視鏡看護．p.123，Gakken，2021．
11) 小西敏郎監：病棟・外来ナースポケットブックmini．Gakken，2021．
12) 松原康美編：ストーマケア実践ガイド 術前からはじめる継続看護．Gakken，2013．
13) 日本医科大学付属病院看護部教育支援室監：デバイス機器完全マスター．月刊ナーシング，43（1），Gakken，2023．
14) 佐々木常雄監（川尾佳小里）：再発がんの治療と看護．月刊ナーシング，33（5），2013．
15) 榮木実枝監：見てできる臨床ケア図鑑がん看護ビジュアルナーシング．Gakken，2015．

消化器科ナースポケットブック mini

2024 年 1 月 9 日　　　初　版　第 1 刷発行

監　修	真船　健一
発行人	土屋　徹
編集人	小袋　朋子
発行所	株式会社Gakken
	〒 141-8416 東京都品川区西五反田 2-11-8
印刷・製本	TOPPAN 株式会社

●この本に関する各種お問い合わせ先
　本の内容については，下記サイトのお問い合わせフォームよりお願いします．
　https://www.corp-gakken.co.jp/contact/
　在庫については　　Tel 03-6431-1234（営業）
　不良品（落丁，乱丁）については　Tel 0570-000577
　　学研業務センター　〒 354-0045 埼玉県入間郡三芳町上富 279-1
　上記以外のお問い合わせは　　Tel 0570-056-710(学研グループ総合案内)